麻醉复苏与疼痛治疗

主　编　刘迎春

江西科学技术出版社

江西·南昌

图书在版编目（CIP）数据

麻醉复苏与疼痛治疗 / 刘迎春主编. —南昌：江西科学技术出版社，2020.4（2023.7重印）

ISBN 978-7-5390-7289-0

Ⅰ.①麻… Ⅱ.①刘… Ⅲ.①麻醉学②疼痛－治疗 Ⅳ.①R614②R441.1

中国版本图书馆CIP数据核字（2020）第063129号

国际互联网（Internet）地址：

http://www.jxkjcbs.com

选题序号：KX2020064

图书代码：B20083-102

麻醉复苏与疼痛治疗　　　　　　　　　　　　　　　　　刘迎春　主编

出版 发行	江西科学技术出版社
社址	南昌市蓼洲街2号附1号 邮编：330009　电话：（0791）86623491　86639342（传真）
印刷	永清县晔盛亚胶印有限公司
经销	全国各地新华书店
开本	787 mm×1092 mm　1/16
字数	194千字
印张	8
版次	2020年4月第1版　2023年7月第2次印刷
书号	ISBN 978-7-5390-7289-0
定价	59.00元

赣版权登字－03-2020-101

前　言

　　医学科技的发展,促进了麻醉学基础、麻醉药物、麻醉方法的进步,各类新型麻醉药物、麻醉方法、麻醉技术及相关器械等发展迅速,这同时要求麻醉科医务人员必须不断学习及丰富临床经验,掌握最新的技术方法,以更好地帮助患者减轻术中痛苦。出于以上目的,本书编委会特召集具有丰富临床经验的麻醉科人员,在繁忙的一线临床工作之余认真细致编写本书,谨以此书为广大麻醉科临床医务人员提供一些帮助。

　　本书分为五章,包括《麻醉前病情评估与准备》《麻醉期间监测技术》《围手术期麻醉用药》《局部麻醉》《椎管内麻醉》。

　　在编写过程中,本书借鉴了诸多麻醉与疼痛学相关临床书籍与文献,在此表示衷心的感谢。由于本编委会人员均身负麻醉科一线临床工作,故编写时间仓促,难免有不足之处,恳请广大读者见谅,并给予批评指正,以便更好地总结经验,起到共同进步、提高麻醉科临床工作水平的目的。

目录
CONTENTS

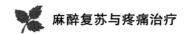

第一章 麻醉前病情评估与准备

所有麻醉药和麻醉方法都可影响患者生理状态的稳定性；手术创伤和失血可使患者生理功能处于应激状态；外科疾病与并存的内科疾病又有各自不同的病理生理改变，这些因素都将造成机体生理潜能承受巨大负担。为减轻这种负担和提高手术麻醉的安全性，在手术麻醉前对全身情况和重要器官生理功能做出充分估计，并尽可能加以维护和纠正，这是外科手术治疗学中的一个重要环节，也是麻醉医师临床业务工作的主要方面之一。

全面的麻醉前估计和准备工作应包括以下几方面：①全面了解患者的全身健康状况和特殊病情。②明确全身状况和器官功能存在哪些不足，麻醉前需做哪些积极准备。③明确器官疾病和特殊病情的危险所在，术中可能发生哪些并发症，需采取哪些防治措施。④估计和评定患者接受麻醉和手术的耐受力。⑤选定麻醉药、麻醉方法和麻醉前用药，拟订具体麻醉实施方案。实践证明，充分的麻醉前估计和准备，不仅提高安全性、减少并发症和加速患者康复，还能明显地扩大手术范围和指征，使外科学得到进一步发展。

20世纪80年代中期，欧美各国在手术治疗学方面迈出了新的一步，主要在解决医院床位紧张及减轻患者医疗费用负担等方面采取了大胆革新，其中较突出的项目有：①建立"昼间手术门诊"(DCS)，在门诊手术室施行小手术的基础上，开展大量临床各科、各年龄组的中型手术。②建立"入院当天手术"(MAS)，患者于入院当天即予手术，并于术后当天或1～3d内离院。据统计，在美英等国的许多医疗中心，DCS的例数已占总手术例数的50%；MAS的例数也已占20%～30%。手术治疗的变革给麻醉业务带来了新问题，尤其在麻醉前访视、麻醉前病情估计和准备工作面临一定的困难，麻醉医师往往只能在麻醉开始前短暂的时间(10～15min)内接触患者，草率了解病情后即开始麻醉，显然存在很大的不安全因素。

为适应外科业务变革及克服麻醉不安全现状，麻醉科业务也随之出现了相应的创新，即产生了麻醉科门诊业务，这是一项崭新的工作，其主要对象是DCS和MAS术前患者，工作内容包括：①对每一例已选定的手术患者，汇总其有关麻醉的病史和既往史，体检和实验室检查等资料，进行分析、复查和补充。②衡量麻醉的适应与禁忌，选择麻醉方法、麻醉药和麻醉前用药，制订麻醉实施方案。③指导患者做好具体的麻醉前准备工作，阐明手术后注意事项。④与患者及其亲属全面谈话，征得理解和同意，签署"麻醉协议书"。⑤协商并排定具体手术麻醉的日期和时间。上述门诊工作，需要由一位理论知识广泛、临床经验丰富的麻醉医师主持,其所汇总的上述工作记录,对负责具体操作的麻醉医师提供参考和指导。

综上所述,麻醉前病情估计与准备工作,除针对住院手术患者外,还应包括相当数量的门诊或入院当天手术患者。

第一节　麻醉前访视与检查

麻醉医师应在麻醉前 1～3d 内访视患者,目的在于:获得有关病史、体检和精神状态的资料;指导患者熟悉有关的麻醉问题,解决其焦虑心理;与外科医师和患者之间取得一致的处理意见。具体需做以下六方面常规工作。

一、病史复习

访视前首先要详细复习全部住院病历记录,然后有目的地询问患者有关麻醉的病史。着重了解如下情况:①个人史:包括劳动能力,能否胜任较重的体力劳动或剧烈活动,是否心慌气短;有无饮酒、吸烟嗜好,每日量多少,有无吸服麻醉毒品史;有无长期服用安眠药史;有无怀孕等。②既往史:了解以往疾病史,特别注意与麻醉有关的疾病,如抽搐、癫痫、风湿热、高血压、脑血管意外、心脏病、冠心病、心肌梗死、肺结核、哮喘、慢性支气管炎、肝炎、肾病、疟疾、脊柱疾病、过敏性疾病和出血性疾病等,同时追询曾否出现过心肺功能不全或休克等症状,近期是否仍存在有关征象。特别对心前区痛、心悸、头晕、昏厥、活动后呼吸困难、夜间"憋醒"、长期咳嗽多痰等应引起重视,还需判断目前的心肺等功能状况。③既往手术麻醉史:做过哪种手术,用过何种麻醉药和麻醉方法,麻醉中及术后的变化情况,有无意外、并发症或后遗症,有无药物过敏史,家庭成员中是否发生过与麻醉手术有关的严重问题。④治疗用药史:如降压药、β受体阻滞药、皮质激素、洋地黄、利尿药、抗生素、降糖药、抗癌药、镇静安定药、单胺氧化酶抑制药、三环抗忧郁药等,了解药名、用药时间和用量,有无特殊反应。

二、全身状况

通过视诊观察患者有无发育不全、营养障碍、贫血、脱水、浮肿、发绀、发热、消瘦或过度肥胖,并了解近期内的体重变化。成人标准体重(kg)可按身高(cm)减 100 粗略计算,超过标准体重 10% 以上者为体重过重,麻醉剂量可能较一般人多;低于标准体重 10% 以上者为体重过轻,麻醉剂量应适当减少。近期体重逐渐上升者,提示对麻醉的耐受性多半较好;近期内体重显著减轻者,对麻醉的耐受一般很差,应加注意。对于过度消瘦或极度肥胖患者,要警惕术中容易发生呼吸循环意外。小儿术前必须常规测量体重,如果实际体重大于年龄体重,用药量宜根据实际体重计算;如果小于年龄体重,用药量宜按年龄体重的偏小量计算。

三、精神状态

观察患者是否紧张和焦虑,估计其合作程度。征询患者对手术和麻醉有何顾虑和具体要求,酌情进行解释和安慰。有明显精神症状者,应请精神科医师确诊并治疗。

四、器官功能

麻醉前应全面了解患者的心、肺、肝、肾、脑等生命器官功能状况,仔细复习查体记录,注意体温、血压、脉搏、呼吸及血、尿、粪、出凝血时间等常规检查的结果。

体温上升常表示体内存在炎症或代谢紊乱,麻醉用药剂量需慎重,一般均耐药差、氧耗量大、术中供氧需充分。体温低于正常者,表示代谢低下,情况很差,对麻醉的耐受也常不佳。

血压升高者,应在双上肢作反复多次测量血压,要明确其原因、性质和波动范围,决定术前是否需要抗高血压治疗。同时,要估计其是否累及心、脑、肾等重要器官及功能损害的程度,有无冠状动脉、主动脉、颈动脉、脑动脉、肾动脉及周围动脉病变,相应脏器是否出现供血不足。例如并存心肌缺血性改变时,择期手术需推迟进行;并存肾脏改变时,对麻醉药等的选择需作个别考虑。

血压过低或周围循环衰竭的休克患者,麻醉处理需极慎重。对脉搏明显不规则(次数、强弱、节律异常)者,应查心电图,明确心律失常的性质、严重程度和原因。

血红蛋白、红细胞计数和血细胞比积,可反映贫血、脱水及血容量的大致情况。成人的血红蛋白低于 80g/L,或高于 160g/L(多因脱水所致),麻醉时易发生休克、栓塞等危险,均需于术前尽可能纠正。对年龄超过 60 岁者,术前应重视正常血容量性贫血的纠正。年龄小于 3 个月的婴儿,术前血红蛋白应超过 100g/L;大于 3 个月者,应至少达到 90g/L 为满意。白细胞计数和中性粒细胞增高,以及红细胞沉降率增快,提示体内存在急性炎症病变,愈严重者,麻醉耐受性愈差。尿常规检查需包括每小时尿量或每日总尿量。通过尿比重可估计患者的水和电解质代谢情况;尿糖阳性,应考虑有糖尿病,需进一步检查确诊;尿蛋白阳性,应考虑肾脏实质性病变;尿红、白细胞和管型阳性,应想到泌尿系统存在炎症。尿量明显减少,以至少尿、尿闭时,应考虑有严重肾功能衰竭。对尿常规检查阳性的患者,应进一步做血液生化检查,以判断肾功能状况。肾功能已减退的患者麻醉耐受性极差,术后易出现急性肾功能衰竭。

基础代谢率可明显影响麻醉药用量和麻醉耐受性。基础代谢率高者,麻醉药用量大,氧耗量大,麻醉不易平稳;低者,麻醉药用量小,麻醉耐受差。基础代谢率可用 Read 公式作粗略测定。患者清晨睡醒后,在不起床、不进食的情况下,连续测试两次血压和脉搏,取其平均值,代入公式:基础代谢率(%)=0.75×每分钟脉率数+0.74×脉压-72。

对拟施复杂大手术的患者,或于常规检查中有明显异常者,或并存各种内科疾病时,尚需进一步作有关的实验室检查和特殊功能测定。包括胸部 X 线检查、肺功能测定、心电图、心功能测定、凝血功能试验、动脉血气分析、肝功能试验、肾功能试验、基础代谢率测定及内分泌功能检查等,必要时请有关专科医师会诊,协助衡量有关器官功能状态,商讨进一步术前准备措施。

五、体检复查

麻醉前要针对与麻醉实施有密切关系的器官和部位进行重点复查。

（一）呼吸系统

观察呼吸次数、深度、形式（即胸式呼吸、腹式呼吸）及通气量大小，有无呼吸道不通畅或胸廓异常活动和畸形。这些观察对于全麻（尤其是乙醚）深浅的正确判断和维持麻醉平稳，以及术后是否会发生呼吸系统并发症等都有重要的关系。此外，要重视肺部听诊和叩诊检查，参阅 X 线透视和摄片结果，尤其对 60 岁以上老年人，或并存慢性肺部疾病的患者更需重视，有时可获得病史和体检不能查出的阳性发现。遇有下列 X 线检查征象者，应考虑改变麻醉方法以求适应：气管明显移位或狭窄；纵隔占位病变压迫邻近大血管、脊神经、食管或气管；主动脉瘤；肺气肿、肺炎、肺不张、肺水肿或肺实变；脊椎、肋骨或锁骨新鲜骨折；右位心、心包填塞、心包炎或心脏明显扩大等。对并存急性上呼吸道感染（鼻堵塞、咽充血疼痛、咳嗽、咳痰或发热等）者，除非急症，手术应暂停，至少需推迟到治愈一周以后再手术。对于慢性气管支气管炎或肺部疾病患者，或长期吸烟者，注意痰量、性状、浓稠度、是否易于咳出，需采取预防术后肺并发症或病变播散的措施，禁用刺激呼吸道的麻醉药。对于影响呼吸道通畅度的病情要特别重视，如鼻中隔偏曲、鼻甲肥大、鼻息肉、扁桃体肥大、颈部肿物压迫气管、声带麻痹、大量咯血、呕血、频繁呕吐、昏迷、过度肥胖、头面颈部烧伤或创伤，以及颈项过短等，麻醉中都易引起急性呼吸道阻塞，均需常规采用清醒气管内插管，或事先做好抢救准备（如气管插管用具、吸引器、气管切开器械包及气管镜等）。对拟行气管内插管的患者，必须常规检查呼吸道有关解剖及其病理改变。

（二）心血管系统

除检查血压、脉搏、皮肤黏膜颜色和温度外，要注意心脏听诊和叩诊，周围浅动脉、眼底动脉和主动脉情况。有心脏扩大、桡动脉和眼底动脉硬化、主动脉迂曲伸直者，在麻醉用药量、麻醉深度、氧供应、输液速度和输液量，以及消除手术刺激不良反应等处理上，都必须谨慎合理，这类患者对麻醉的耐受性都很差。心脏听诊有杂音，但无心脏功能障碍者，对麻醉的耐受未必太差。有心律失常者，需用心电图确诊其性质，并予治疗。对 40 岁以上的患者，术前需常规检查心电图，以排除冠心病。据统计，术前能查出心电图异常而给予适当处理者，死亡率可降低 50%。

（三）脊柱

对拟行椎管内麻醉者，常规检查脊柱情况和脊髓功能尤为重要。应明确脊柱有无病变、畸形或变形；穿刺点邻近组织有无感染；是否存在出血性疾病、出血倾向史、或使用抗凝药治疗；是否有经常头痛史；是否存在隐性脊髓病变。如果存在或怀疑有上述情况，为避免发生全脊麻、脊髓病变加重或椎管内血肿形成、感染化脓而继发截瘫等并发症，应禁用椎管内麻醉。拟行神经阻滞麻醉者应检查患者局部解剖标志是否清楚，穿刺点附近区有无感染病灶。

（四）体表血管

观察颈外静脉，平卧时静脉塌陷，表示血容量不足；静脉怒张，表示心功能不全或输液过量。检查四肢浅表静脉，选定输血输液穿刺点，估计有无穿刺困难情况。如需施行桡动脉插管直接测压者，需做 Alien 试验。

六、手术情况

麻醉前访视中需与手术医师交谈,了解手术意图、目的、部位、切口、切除脏器范围、手术难易程度、出血程度、手术需时长短和手术危险程度,以及是否需要专门的麻醉技术(如低温、控制性低血压等)配合。此外,还需了解手术的急缓程度。对择期手术,如胃溃疡胃部分切除术、肾结核肾切除术等,手术时间无严格限定,理应做好充分的麻醉前准备,使手术能在最安全的条件下进行。对限期手术,如甲亢已用碘剂准备者、胃幽门梗阻已进行洗胃及纠正电解质紊乱者、各种癌症等,手术时间虽可选择,但不宜拖延过久,应抓紧术前有限的时间,尽可能做好各项准备,以保证手术安全施行。急症手术,虽病情紧急,生理紊乱重,全身情况差,手术时机不容延误,但亦需要尽最大可能调整全身情况和脏器功能,以提高患者对手术麻醉的耐受力。一般可在诊断及观察的同时,抓住 1～2h 的术前时间开始必需的补液、输血等全身情况调整工作。

第二节　病情评估分级

根据麻醉前访视结果,将病史、体格检查和实验室检查资料,联系手术麻醉的安危,进行综合分析,可对患者的全身情况和麻醉耐受力作出比较全面的估计。美国麻醉医师协会(ASA)于 1941 年曾将患者的全身体格健康状况进行分级,最初分为 7 级,1963 年又重新修正为 5 级,其分级标准见表 1—1。第 1、2 级患者,其麻醉耐受力一般均良好,麻醉经过平稳。第 3 级患者,对接受麻醉存在一定危险,麻醉前需尽可能做好充分准备,对麻醉中和麻醉后可能发生的并发症要采取有效措施,积极预防。第 4、5 级患者的麻醉危险性极大,充分细致的麻醉前准备更重要。ASA 分级法沿用至今已数十年,对临床工作确有其一定的指导意义和实际价值。但其标准较笼统,有时在掌握其界线上可遇到问题。

表 1—1　ASA 病情估计分级

分级	标准
第 1 级	正常健康
第 2 级	有轻度系统性疾病
第 3 级	有严重系统性疾病,日常活动受限,但尚未丧失工作能力
第 4 级	有严重系统性疾病,已丧失工作能力,且经常面临生命威胁
第 5 级	不论手术与否,生命难以维持 24h 的濒死患者

＊如系急症,在每级数字前标注"急"或"E"字

我国根据患者对手术麻醉耐受力的临床实践经验,将患者的全身情况归纳为两类四级,详见表 1—2。对第Ⅰ类患者,术前无须特殊处理,或仅作一般性准备,可接受任何类型手术和麻醉。对第Ⅱ类患者必须对营养状况、中枢神经、心血管、呼吸、血液(凝血机能)、代谢(水、电

解质代谢)及肝、肾功能等做好全面的特定准备工作,方可施行麻醉和手术。必要时宜采取分期手术,即先做简单的紧急手术,例如大出血止血、窒息气管造口、坏死肠襻处置等,待全身情况得到改善后再进行根治性手术。

表1-2 手术患者全身情况分级

类级		全身情况	外科病变评级	依据重要生命器官	麻醉耐受力估计
I	1	良好	局限,不影响或仅有轻微全身影响	无器质性病变	良好
	2	好	对全身已有一定影响,但易纠正	形态有早期病变,但功能仍处于代偿状态	好
II	1	较差	对全身已经造成明显影响	有明显器质性病变,功能接近失代偿,或已有早期失代偿	差
	2	很差	对全身已有严重影响	有严重器质性病变,功能已失代偿,需经常内科支持治疗	劣

第三节　麻醉前一般准备

对麻醉耐受力良好的 I 类 1 级患者,麻醉前准备的目的在于保证手术安全性,使手术经过更顺利,术后恢复更迅速。对 I 类 2 级患者,还应调整和维护全身情况及重要生命器官功能,在最大限度上增强患者对麻醉的耐受力。对 II 类患者,除需做好一般性准备外,还必须根据患者的个别情况做好特殊准备。麻醉前一般准备工作包括以下九方面。

一、精神状态准备

手术患者不免存在种种思想顾虑,或恐惧、紧张和焦急心理。情绪激动或彻夜失眠均可致中枢神经或交感神经系统过度活动,由此足以削弱对麻醉和手术的耐受力。因此,术前必须设法解除思想顾虑和焦急情绪,应从关怀、安慰、解释和鼓励着手。例如,酌情将手术目的、麻醉方式、手术体位以及麻醉或手术中可能出现的不适等情况,用恰当的语言向患者作具体解释,针对存在的顾虑和疑问进行交谈,取得患者信任,争取充分合作。对过度紧张而不能自控的患者,术前数日即开始服用适量安定类药,晚间给睡眠药。

二、营养状况改善

营养不良致蛋白质和某些维生素不足,可明显降低麻醉和手术耐受力。蛋白质不足常伴低血容量或贫血,耐受失血和休克的能力降低;还可伴组织水肿而降低术后抗感染能力和影响创口愈合。维生素缺乏可致营养代谢异常,术中易出现循环功能或凝血功能异常,术后抗感染能力低下,易出现肺部或创口感染。对营养不良患者,手术前如果时间允许,应尽可能经口补充营养;如果时间不充裕,或患者不能或不愿经口饮食,可通过少量多次输血及注射水解蛋白和维生素等进行纠正,白蛋白低下者,最好给浓缩白蛋白注射液。

三、适应手术后需要的训练

有关术后饮食、体位、大小便、切口疼痛或其他不适,以及可能需要较长时间输液、吸氧、胃肠减压、胸腔引流、导尿及各种引流等情况。术前可酌情将其临床意义向患者讲明,以争取配合。多数患者不习惯在床上大小便,术前需进行锻炼。术后深呼吸、咳嗽、咳痰的重要性必须向患者讲清楚,并训练正确执行的方法。

四、胃肠道准备

择期手术中,除用局麻做小手术外,不论采用何种麻醉方式,均需常规排空胃,目的在防止术中或术后反流、呕吐,避免误吸、肺部感染或窒息等意外。胃排空时间,正常人为 $4\sim6h$,情绪激动、恐惧、焦虑或疼痛不适等可致胃排空显著减慢。为此,成人一般应在麻醉前至少 8h,最好 12h 开始禁饮、禁食,以保证胃彻底排空。

在小儿术前也应至少禁饮、禁食 8h,但哺乳婴儿术前 4h 可喂一次葡萄糖水。有关禁饮、禁食的重要意义,必须向病儿家属交代清楚,以争取合作。

五、膀胱的准备

患者送入手术室前应嘱其排空膀胱,以防止术中尿床和术后尿潴留,对盆腔或疝手术则有利于手术野显露和预防膀胱损伤。危重患者或复杂大手术,均需于麻醉诱导后留置导尿管,以利观察尿量。

六、口腔卫生准备

麻醉后,上呼吸道一般性细菌易被带入下呼吸道,在手术后抵抗力低下的条件下,可能引起患者肺部感染并发症。为此,患者住院后即应嘱患者早晚刷牙、饭后漱口,有松动龋齿或牙周炎症者需经口腔科诊治。进手术室前应将活动义齿摘下,以防麻醉时脱落,甚或被误吸入气管或嵌顿于食管。

七、输液输血准备

施行中等以上的手术前,应检查患者的血型,准备一定数量的全血,做好交叉配合试验。凡有水、电解质或酸碱失衡者,术前均应常规输液,尽可能作补充和纠正。

八、治疗药物的检查

病情复杂的患者,术前常已接受一系列药物治疗,麻醉前除要全面检查药物的治疗效果外,还应重点考虑某些药物与麻醉药物之间存在相互作用的问题,有些容易在麻醉中引起不良反应。为此,对某些药物要确定是否继续用或调整剂量。例如洋地黄、胰岛素、皮质激素和抗癫痫药,一般都需要继续用至术前,但应对剂量重作调整。对一个月以前曾服用较长时间皮质激素,而术前已经停服者,手术中仍有可能发生急性肾上腺皮质功能不全危象,故术前必须恢复使用外源性皮质激素,直至术后数天。正在施行抗凝治疗的患者,手术前应停止使用,并需设法拮抗其残余抗凝作用。患者长期服用某些中枢神经抑制药,如巴比妥、阿片类、单胺氧化酶抑制药、三环抗抑郁药等,均可影响对麻醉药的耐受性,或在麻醉中易诱发呼吸和循环意外,故均应于术前停止使用。安定类药(如吩噻嗪类药——氯丙嗪)、抗高血压(如萝芙木类药——利血平)、抗心绞痛药(如β受体阻滞药)等,均可能导致麻醉中出现低血压、心动过缓,甚至心缩无力,故术前均应考虑是继续使用、调整剂量使用或暂停使用。

九、手术前晚复查

手术前晚应对全部准备工作进行复查,如临时发现患者感冒、发热、妇女月经来潮等情况时,除非急症,手术应推迟施行。手术前晚睡前,宜给患者服用安定镇静药,以保证有充足的睡眠。

第四节　麻醉诱导前即刻期的准备

麻醉诱导前即刻期是指诱导前 10~15min 的期间,是麻醉全过程中极重要的环节。于此期间要做好全面的准备工作,包括复习麻醉方案、手术方案及麻醉器械等的准备情况,应完成的项目见表 1-3,对急症或门诊手术患者尤其重要。

表 1-3　麻醉诱导前即刻期应考虑的项目

项目	准备情况
患者方面	健康现状,精神状态,特殊病情,患者主诉要求,麻醉实施方案,静脉输液途径,中心静脉压监测径路
麻醉器械等	氧源,N_2O 源,麻醉机,监护仪,气管插管用具,一般器械用具,麻醉药品,辅助药物
手术方面	手术方案,手术部位与切口,手术需时,手术对麻醉的特殊要求,手术体位,预防手术体位损伤的措施,术后止痛要求等
术中处理	预计可能发生的意外或并发症,应急措施,处理方案,手术安危程度估计

一、患者方面

麻醉诱导前即刻期对患者应考虑两方面的中心问题:①此刻患者还存在哪些特殊问题。②还需要做好哪些安全措施。

麻醉医师于诱导前接触患者时,首先需问候致意,表现关心体贴,听取主诉和具体要求,务使患者感到安全、有依靠,对手术麻醉充满信心。诱导前患者的焦虑程度各异,对接受手术的心情也不同,应分别针对处理,对紧张不能自控的患者,可经静脉注少量镇静药。对患者的义齿、助听器、人造眼球、隐性镜片、首饰、手表、戒指等均应摘下保管,并记录在麻醉记录单。明确有无缺牙或松动牙,做好记录。复习最近一次病程记录(或麻醉科门诊记录),包括:①体温、脉率。②术前用药的种类、剂量、用药时间及效果。③最后一次进食、进饮的时间、内容和数量。④已静脉输入的液体种类、数量。⑤最近一次实验室检查结果。⑥手术及麻醉协议书的签署意见。⑦患者专门嘱咐的具体要求(如拒用库存血、要求术后刀口不痛等)。⑧如为门诊手术,落实苏醒后离院的计划。

　　为保证术中静脉输注通畅及其有效性:①备妥口径合适的静脉穿刺针,或外套管穿刺针。②按手术部位选定穿刺径路,如腹腔、盆腔手术应取上肢径路输注。③估计手术出血量,决定是否同时开放上肢及下肢静脉,或选定中央静脉置管并测定中心静脉压。

二、器械方面

　　麻醉诱导前应对已经备妥的器械、用具和药品等,再做一次全面检查与核对,重点项目包括如下。

　　(一)氧源及 N_2O 源

　　检查氧、N_2O 筒与麻醉机氧、N_2O 进气口的连接,是否正确无误;气源压是否达到使用要求。

　　1.如为中心供氧,氧压表必须始终恒定在 $3.5kg/cm^2$;开启氧源阀后,氧浓度分析仪应显示 100%。符合上述标准,方可采用。如压力不足,或压力不稳定,或气流不畅者,不宜使用,应改用压缩氧筒源。

　　2.压缩氧筒压满筒时应为 $150kg/cm^2$,含氧量约为 625L。如按每分钟输出氧 2L 计,1h 的输出氧量约为 120L,相当于氧压 $29kg/cm^2$。因此,满筒氧一般可使用 5.2h 左右(氧流量为 2L/min)。

　　3.如为中心供 N_2O,气压表必须始终恒定在 $52kg/cm^2$。不足此值时,表示供气即将中断,不能再用,应换用压缩 N_2O 筒源。

　　4.压缩 N_2O 筒压满筒时应为 $52kg/cm^2$,含 N_2O 量约为 215L,在使用中其筒压应保持不变。如果开始下降,表示筒内 N_2O 实际含量已接近耗竭,因此必须及时更换新筒。

　　(二)流量表及流量控制钮

　　开启控制钮,浮子应升降灵活,且稳定,提示流量表及控制钮工作基本正常。控制钮为易损部件,若出现浮子升降过度灵敏,且呈飘忽不能稳定,提示流量表的输出口已磨损。或针栓阀损坏,出现关闭不全现象,应更换后再使用。

　　(三)快速充气阀

　　在堵住呼吸管三叉接口下,按动快速充气阀,贮气囊应能迅速膨胀,说明能快速输出高流量氧,其功能良好,否则应更换。

　　(四)麻醉机的密闭程度与漏气

　　1.压缩气筒与流量表之间的漏气检验　先关闭流量控制钮,再开启氧气筒阀,随即关闭,观察气筒压力表指针。针保持原位不动,表示无漏气;如果指针于几分钟内即降到零位,提示气筒与流量表之间存在显著的漏气,应检修好再用。同法检验 N_2O 筒与 N_2O 流量表之间的漏气情况。

　　2.麻醉机本身的漏气检验　接上述步骤,再启流量表使浮子上升,待贮气囊胀大后,挤压时保持不瘪,同时流量表浮子呈轻度压低,提示机器本身无漏气;如挤压时贮气囊随即被压瘪,同时流量表浮子位保持无变化,说明机器本身存在明显漏气,需检修再用。检验麻醉机漏气的另一种方法是:先关闭逸气活瓣,并堵住呼吸管三叉接口,按快速充气阀直至气道压力表

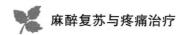

值升到 $2.9\sim3.9kPa(30\sim40cmH_2O)$ 后停止充气,观察压力表指针,如保持原位不动,提示机器无漏气;反之,如果指针逐渐下移,提示机器有漏气,此时再快启流量控制钮使指针保持在上述压力值不变,这时的流量表所示的氧流量读数,即为机器每分钟的漏气量数。

(五)吸气及呼气导向活瓣

接上述(三),间断轻压贮气囊,同时观察两个活瓣的活动,正常时应为一闭一启相反的动作。

(六)氧浓度分析仪

在麻醉机不通入氧的情况下,分析仪应显示 21%(大气氧浓度);通入氧后应示 100%(纯氧浓度)。如果不符上述数值,提示探头失效或干电池耗竭,需更换。

(七)呼吸器的检查与参数预置

开启电源,预置潮气量在 $10\sim15mL/kg$、呼吸频率 $10\sim14$ 次/分、呼吸比 $1:1.5$。然后,开启氧源,观察折叠囊的运行状况,同时选定报警限值,证实运行无误后方可使用。

(八)麻醉机、呼吸器及监测仪的电源

检查线路、电压及接地装置。

(九)其他器械用具

包括喉镜、气管导管、吸引装置、湿化装置、通气道、神经刺激器、快速输液装置、血液加温装置等的检查。

(十)监测仪

包括血压计(或自动测血压装置)、心电图示波仪、脉搏血氧饱和度仪、呼气末 CO_2 分析仪、测温仪、通气量计等的检查。其他还有有创压力监测仪及其压力传感器、脑功能监测仪、麻醉气体分析监测仪等。上述各种监测仪应在平时做好全面检查和校验,于麻醉诱导前再快速检查一次,确定其功能完好后再使用。

三、手术方面

麻醉医师与手术医师之间要始终保持相互默契、意见统一,做到患者安全、麻醉满意和工作高效率。在麻醉诱导前即刻期,必须重点明确手术部位、切口、体位;手术者对麻醉的临时特殊要求,对术中意外并发症的急救处理意见,以及对术后止痛的要求。特别在手术体位的问题上,要与术者取得一致的意见。

第五节　麻醉前对手术体位的考虑

为适应手术需要,常需将患者安置在各种手术体位,见表 $1-4$。改变体位可引起地心引力(重力)对血液和脏器的影响,由此可导致呼吸和循环等生理功能的相应改变。又因改变体位后身体的负重点和支点均发生变化,软组织承受压力和拉力的部位和强度亦随之改变,由此可能导致神经、血管、韧带和肌肉等软组织损伤。对正常人,这些变化的程度均轻微,通过机体自身调节,均能自动纠正或适应。对麻醉患者,由于全部或部分知觉已丧失,肌肉也趋松弛无力,保护性反射作用已大部消失或减弱,患者已基本失去自卫调节能力。因此,改变患者体位所产生的各种生理功能变化明显,若不加注意和及时处理,最终可出现缺氧、CO_2 蓄积、低血压、心动过速以及神经损伤或麻痹等并发症,轻者增加患者痛苦,康复延迟;重者可造成呼吸循环衰竭,或残废,甚至死亡。因此,手术体位是麻醉的重要问题,麻醉医师对其潜在危害性要有充分认识,具备鉴别能力,做到正确安置手术体位,以防发生各种并发症或后遗症。对手术拟采用的特殊体位,应做到尽力配合,但又应以不引起呼吸、循环等功能过分干扰,以及不造成神经、血管、关节、眼球等牵拉和压迫损伤为前提。

表1-4　手术体位及其名称

体位	名称
仰卧位	水平位;截石位;过屈截石位;胆囊垫升起位;头低斜坡位;头低屈膝位(屈氏体位);头高斜坡位;甲状腺手术位
俯卧位	水平位;屈髋位;骨盆垫高位(折刀式位)
侧卧位	右侧卧位;左侧卧位;右肾垫升起位;左肾垫升起位直坐位

一、手术体位对生理的影响

(一)对呼吸的影响

手术体位对呼吸的影响主要来自地心引力和机械性干涉两方面因素。血管系中的血液和胸腹腔内的脏器(或巨大肿块、妊娠末期子宫)均可随体位的改变而产生相应的引力作用。对胸腹腔和膈肌施加外来压力,例如垫物安置不当;肾垫或胆囊垫升起;过屈截石位或俯卧位时患者自身的体重压迫胸腹壁;腹腔深部牵开器压迫肝区或脾区;胸腹腔内垫塞纱布;手术助手的前臂倚靠于患者胸部等,均为机械性干扰的常见原因。由此可引起:①胸廓和膈肌的活动度受限制。②膈肌上升,胸廓容积缩小辅助呼吸肌的有效性减退。④肺泡受压萎陷。⑤呼吸道无效腔、阻力和肺顺应性改变。⑥肺血管系瘀血或肺内血容量改变。⑦肺通气和灌流比例变化。这样,麻醉手术过程中的呼吸功能将出现变化。如果同时还有全麻过深、椎管内阻滞范围过广、自主呼吸受抑制、辅助或控制呼吸操作不当,或呼吸道轻微梗阻等因素,或同时还有患者过度肥胖、大量腹水、肠管膨胀或心肺功能不全等病情时,则缺氧和CO_2蓄积可趋严重,且将继发循环功能骤变而危及患者生命,即使幸免,术后肺部并发症的发生率将增高。

所幸,体位对呼吸功能的不利影响,一般均可在麻醉过程中通过辅助呼吸或控制呼吸而获纠正,但对其潜在的危害性仍应引起重视。

(二)对循环的影响

循环的维持除需要有足够的血容量以维持满意的静脉回心血量外,还必须依靠下列因素的调节:心肌收缩力;毛细血管和小动静脉舒缩功能;吸气时的胸腔内负压(对腔静脉系血液起"泵吸"功能),以及骨骼肌的舒缩(对周围静脉系血液起向心性推动功能)等。改变体位所致的血液引力作用,可使体内静脉系血液出现重新分布,由此可增减静脉回心血量。一般讲,心脏平面以下的静脉系血容量比心脏平面以上者为大,其中尤以下肢具有较大的潜在贮血功能。正常人由头高位改为头低位时,下肢的血容量可有600mL的差异。因此,改变体位所引起的循环系变化,主要与心脏平面以下静脉系内血容量的变化有较大的关系。

正常人由平卧位突然改为直立位时,经X线和血流动力学观察证实有如下改变:心率增快;心脏容积缩小,其程度与脉率增快成正比;心排血量变化则轻微或无(详见表1-5)。

表1-5　正常人由平卧位改为直立位时的心脏循环变化

项目		变化
心脏	心率	增加
	心脏容积	减少
	每搏量	减少
	动静脉血氧差	增加
	心排血量	无变化或减低
循环	收缩压	降低
	舒张压	增高
	静脉压	降低

　　此时,在正常人群中约有8%～10%可出现一过性眩晕和眼前发黑等症状,伴收缩压下降、舒张压上升,每搏量减少50%,大量血液于一瞬间移向下肢,此即所谓体位性低血压。对正常人,这种低血压可立即引起主动脉弓和颈总动脉窦压力感受器反射,当出现呼吸增快、血管收缩和心率增快后即可获得迅速代偿。但对于衰弱、消瘦或心脏循环功能低下的患者,这种体位性低血压的发生则明显增多,且较严重,可出现昏厥或摔倒等脑缺血意外,往往不能取得自身代偿,必须立即再改为平卧位,方能解除症状。

　　正常人当取45°头低斜坡位时,心脏循环亦可出现显著变化(详见表1-6)。心率减慢主要系主动脉弓压力感受器反射所致,静脉压增高显然与静脉回心血量增加有关。经X线连续摄影记录证实,当头低45°或更低时,心脏容量增大,上腔静脉容量可增大两倍,这种变化对原先已有心肌病或肺瘀血的患者,足以诱发致命性急性心脏扩大或急性肺水肿意外。因此,在麻醉中或术后,禁止任意将这类患者置于头低体位。

表1-6　正常人头低45°体位下的心脏循环变化

项目		变化
心脏	心率	减慢
	心脏容积	增大
	上腔静脉容积	增加2倍
	动静脉血氧差	减少
	心排血量	无改变或增加
循环	收缩压	轻度增高
	舒张压	轻度下降
	静脉压	增高
	脑静脉压	增高
	脑血流	减少

麻醉后由于呼吸动作、骨骼肌张力、心肌收缩力及血管舒缩等代偿机能被抑制。因此,改变体位所致的心脏循环变化可更明显。随着麻醉加深,代偿调节机能呈进行性削弱,循环系内的血液几乎完全可被体位的改变所支配。例如取头高 30°体位,可立即出现低血压,随即改为头低 30°体位,血压又可有效回升;又如突然搬动患者,甚至可诱发急性循环虚脱而猝死。这类意外尤易发生于术毕血容量仍嫌不足或血管舒缩机能尚未完全恢复的患者,以及心肌明显劳损或贫血虚弱患者。

(三)对脑血流的影响

改变体位对脑血流的影响较少,且为间接影响。正常脑血流的维持主要取决于平均动脉压和脑血管阻力两项因素。正常人在直立位时,如果平均动脉压无改变,脑血流仍可维持正常;相反,如果出现体位性低血压,提示脑血流减少,脑细胞缺氧,可出现眩晕、眼前发黑,甚至昏厥等脑急性缺血征象。麻醉后,不论采取何种体位(如头高位或直立位),只要保持收缩压不低于 9.3kPa(70mmHg),或平均动脉压不低于 7.3kPa(55mmHg),脑血流仍能维持正常。低于此水平时,脑血流方始明显减少,如果仍然采取头高位或直坐位,则可致脑干缺血性损伤而死亡。对原先已有脑血管硬化的患者,收缩压则需保持在 13.3kPa(100mmHg)以上为妥。

脑血管阻力在直立位时最小,水平仰卧时稍增,头低位时则显著增高,不利于脑血流灌注。对原先已有脑水肿的患者则影响更明显,应予避免。

(四)对胃内压的影响

正常人的胃食管连接部有特殊关闭功能,即使胃内充满液体,从平卧位改为深度头低位,也不至出现胃内容物反流入咽喉。麻醉后,胃食管连接部的特殊功能被削弱,胃内容物易受体位改变而反流。侧卧位较仰卧位易反流。头低位时最易反流,但可积聚于咽喉,并经口腔流出,故误吸入气管系的机会可较平卧位为少。Snow 认为,麻醉后只要保持腹肌松弛和胃内压维持在 1.8kPa(18cmH$_2$O)以下,也不至于发生胃内容物反流。利用头高 40°斜坡体位,保持食管上口至胃食管连接部之间的垂直距离为 19cm 时,可获得胃内压不致超过 1.8kPa(18cmH$_2$O)的要求。但一旦腹肌紧张,胃内压超过 1.8kPa(18cmH$_2$O)的危险则依然存在。

(五)手术体位与控制性低血压

控制性低血压的实施与体位的调节有密切关系。在水平卧位下,应用血管扩张药降低血压,心排血量常无改变,甚至因后负荷减轻反而有所增加,这样并不能获得减少手术区出血的效果。此时,必须进一步利用体位,设法将手术部位置于最高位置,使手术区局部的动脉压更降低,血供来源更减少,这样才能减少手术区出血。调节体位的标准,距心脏水平线的垂直高度每降低 2.5cm,血压可相应升高 0.27kPa(2mmHg)。

(六)手术体位与椎管内麻醉

体位对于药液在硬膜外腔内的分布,影响甚微;取头高位时,药液照旧向头端扩散;取头低位时,药液向头端扩散稍多;取坐位时,药液向骶端扩散稍多,但均不显著;取侧卧位时,药液在上下侧的分布未见有明显差别。体位对药液在蛛网膜下隙内的分布则起重要影响,应用不同比重的药液,在调节体位的基础上,可较主动地控制药液向头端、骶端或左右侧分布。因椎管内阻滞范围过广而致严重低血压时,同时也将出现肋间肌和膈肌张力减退、呼吸通气量降低和低氧血症。此时,利用头低斜坡位以促进静脉回心血量,对于提升血压颇为有利,但对呼吸功能则不仅无改善功效,相反因腹腔内脏压迫膈肌及促使肺内瘀血而反见减退。为兼顾血压和呼吸的有效处理,此时以取水平卧位,并稍抬高下肢为妥,在充分吸氧的基础上再利用输液和缩血管药升压。

（七）手术体位与休克

体位对休克的治疗、诊断或预后有密切关系。利用头低体位常可使轻度休克患者的血压轻度回升、脉率减慢、出汗停止和体表温度回升。血压低于 9.3kPa(70mmHg)时,如果仍保持头高斜坡位,则可继发脑干缺血性损害而引起死亡。健康人出血时,如果仍保持仰卧水平位,且不予搬动,往往可耐受 1200mL 失血量而不出现明显休克。相反,如果仍然采取头高斜坡位或直坐位,或予以搬动体位,则往往远不到上述失血量时,即出现明显休克。

在急性失血时,利用体位施行倾斜试验,可粗略了解当时的失血量:将患者缓慢地从水平位改为 75°头高位,测定 3min 内的心率变化值,如果心率增快 25 次/分或更多,提示失血量为 9～14mL/kg,需输血补液约 1000mL;如果出现晕厥和脉率显著增快,提示出血量为 14～20mL/kg,需输血补液约 1500mL;如果在水平卧位下已经出现明显休克,提示失血量超过 20mL/kg,需输血补液至少 2000mL。

二、手术体位的安置

（一）水平仰卧位

1. 头部垫高 3～5cm 以保持前屈,利于放松颈部肌肉和静脉回流,对头面部或颅前窝手术尤为重要。

2. 双臂伸直贴向体侧,用事先放于胸背部的横被单卷裹做固定。

3. 腘窝部用软垫垫高 20°,使膝和髋部适当屈曲,利于放松腹壁肌肉和减轻腹壁肌对下胸廓呼吸动作的限制。

4. 足部不应覆盖重被褥,勿将器械小桌压及足和趾。

（二）头高斜坡位

头高斜坡位为手术床呈水平位而头侧高 10°～15°的斜坡位,足底贴于支撑架。此体位利于呼吸,不利于循环,故仅于有确切指征时方予采用。

（三）甲状腺手术位

在轻度头高斜坡位的基础上,垫高肩部,使头保持后仰位,颈部即可伸直,并处于最高位置,有利于减少手术野失血。长时间患者的头部过度后仰,易导致颈部肌肉牵拉过甚而引起术后枕部疼痛并发症。

（四）头低斜坡位

头低斜坡位为手术床呈水平位而头侧低 10°～15°的斜坡位,有利于下肢静脉回流和维持循环。过度的头低斜坡位应予避免,因可引起呼吸功能不全、颜面部水肿、结合膜水肿和眼球突出,甚至因脑静脉瘀血而致脑水肿。

（五）屈氏体位（Trendelenberg 体位）

将患者的腘窝部安置在手术床的中末 1/3 交界处的可折部,先使手术床变成 10°～15°头低斜坡位,再将手术床的末片摇低 30°,使膝以下的小腿也处于较低位,此即屈氏体位。可减少下肢静脉回流,避免单纯头低斜坡位的缺点。

（六）胆囊垫升起位

事先将患者的胆囊部位安置在手术床的胆囊垫上方,当手术需要时予以升起。胆囊垫的升起有限制下胸廓呼吸动作,妨碍下腔静脉回流和引起血压剧降的缺点,尤其以长时间升起的影响为重。因此,只宜在手术确有需要时方予采用,已无需要时应即予降下。

（七）侧卧位

1.手术侧在上位,置患者背部稍靠近手术台边缘,以利手术操作。

2.头部与躯干保持正常关系,不扭转、前屈或后伸。

3.下位下肢取髋膝屈曲接近90°位,有利于固定侧卧姿势和放松腹壁。

4.上位下肢保持伸直位,两膝之间垫软垫。

5.下位胸侧壁的下方,在挨近腋窝端垫以软垫,可避免臂丛神经和血管受肩头的压迫,同时有利于手术野的显露。

6.双上肢可取肘屈曲伸向头侧位,或取伸直位置于双层上肢固定架。

7.骨盆为固定侧卧姿势的重点部位,可在其前和后放置大沙袋,再用宽布质束带作约束固定。

8.如不妨碍手术野无菌,用宽胶布粘贴于上位肩胛冈部位行牵拉固定,以防止患者的上半身前倾。安置侧卧位时,在胸腹壁的前后侧必须严禁挤塞沙袋,否则将会严重干扰呼吸动作。

（八）肾垫升起位

1.取侧卧、手术侧在上位,将患者的腰肋部(末肋与髂嵴之间)对准肾垫。

2.其余要求与侧卧位的安置相同,应强调肾垫的位置恰好在末肋的下方,这样可不致过分妨碍下胸廓的呼吸动作。同时,也应尽可能缩短肾垫升起的时间。

（九）截石位

1.双上肢用被单卷裹后固定于体侧。

2.将臀部的下缘与手术床的中、末1/3交界处的可折部对齐。

3.将双下肢搁于支腿架,并妥加固定。

4.将手术床的末片折下。

安置截石位时需强调:①不宜取头低斜坡位。②抬高或放平下肢的动作必须缓慢,尤其对心肺功能不全的患者更要慎重。③支腿架需衬以软垫,以防腓总神经损伤或腘窝动静脉栓塞等严重并发症。④过屈截石位可加重腹腔内容物压迫膈肌,故除非必要,一般不宜采用。

（十）坐直位

1.调整手术床呈两头高、中间凹的形状,以防止患者因下滑而变位。

2.双肩部需重点用弹力绷带妥加固定。

3.双上下肢均宜缠弹力绷带以减轻周围静脉瘀血。

4.保持头部与颈胸椎在同一平面,需利用前托架固定患者的前额部,但要谨防托架挤压眼部。

坐位姿势仅适用于某些颈椎椎板手术或后颅窝手术,确能使手术野显露清楚、静脉充血减轻,有利于手术操作。但对循环的影响较大,脑气栓并发症仍易发生,且保持体位持久固定不移也非易事。故近年来已较少采用,多以侧卧位替代。

(十一)俯卧位

仅适用于某些脊柱椎板手术和颅后窝手术。

1. 先将双上肢紧贴于体侧,缓缓将患者转为俯卧位。注意要始终保持头与颈、胸椎在同一水平上旋转,同时要防止气管内导管脱出。

2. 双臂伸向头部,肘微屈曲。

3. 垫物之一安放在双肩及胸骨柄部位,另一垫物安放在骨盆,以双侧髂前上棘及耻骨结节部位为负重点。务必做到胸腹壁稍稍离开手术床面而呈悬挂状态,以保持膈肌呼吸动作不受任何限制。

保证肩部垫物和骨盆垫物不滑动变位是本体位的关键。否则,因患者自身体重的压迫,不仅可引起持续性呼吸困难而导致难以纠正的缺氧和 CO_2 蓄积,更将压迫下腔静脉回流而导致顽固性低血压,其后果极为严重。不仅如此,在俯卧位下,即使腹部受垫物仅只轻度压迫,远侧静脉压即可迅速上升 $0.29\sim0.39kPa(3\sim4cmH_2O)$。如果压迫严重,远侧静脉压可升高超过 $2.9kPa(30cmH_2O)$,甚至使下腔静脉完全闭塞。此时,下半身的静脉血将通过椎旁静脉网,经奇静脉回流入心。这样,椎板手术的手术野将出现严重的静脉瘀血,渗血倍增,手术操作十分困难。为此,在安置俯卧位时,必须重视垫物的正确位置。同理,在取俯卧屈髋位或折刀式体位时,要同样按上述要求认真处理。

手术体位固定妥当后,麻醉医师应作认真检查是否符合要求;对呼吸和循环仍可能产生干扰,事先要作出估计,预防在先,并采取相应的麻醉技术和麻醉深度的调节予以弥补。例如,估计呼吸通气量有可能受影响者,应采用气管内插管,以便随时施行呼吸管理。遇俯卧位下出现心率加速、呼吸浅快、出汗、发绀、血压逐渐下降、脉压缩小等征象时,提示已存在明显的通气不足。如果不能用呼吸管理予以改善,必须加快手术操作,尽早改取仰卧位以纠正通气不足,征象才有可能被解除。此外,于麻醉和手术期间,还必须随时检查体位有无改变,支撑物有无滑动或失效,尤其当发现已有呼吸循环早期危象时,更需详细检查和及时纠正。如果忽视这些简单的基本处理原则,单纯片面地依靠多种药物治疗,往往不仅效果不佳,且存在潜在危险。

三、手术体位不当所致的并发症

因体位不当可引起生理性和解剖性两类并发症。生理性并发症一般都由于重力因素和(或)反射因素而引起,主要表现在呼吸和(或)循环功能改变。解剖性并发症一般均由压迫、牵拉和限制等因素而产生,主要表现在周围神经、血管或软组织的损伤。因体位所引起的各种并发症,其开始往往很缓慢,没有明显的临床征象或不易被察觉。因此,要切实重视体位的合理安置,从预防着手。

(一)呼吸系统并发症

体位对呼吸功能的影响,可由单纯的机械性因素(如压迫、限制)引起,也可由生理因素(如肺内血流量、呼吸反射性扰乱)而产生,且常同时继发循环系统并发症。

1.肺通气不足 任何压迫或限制胸廓活动或膈肌收缩,导致胸廓一肺顺应性降低落的机械性因素,均足以引起肺通气不足。早期,临床上可无明显表现,随着手术时间的延长可出现缺氧和 CO_2 蓄积征象。有些体位较易引起肺通气不足,按其严重程度由重至轻,可做如下顺序排列:①深度屈氏体位。②头低过屈截石位。③俯卧位。④侧卧位。⑤胆囊垫或肾垫升高位。肾垫升起时,潮气量可减少 14%;胆囊垫升起时,潮气量可减少 24%, PaO_2 可降至 7.3kPa(55mmHg)。如果患者并存过度肥胖、大量腹水、腹胀、腹内巨大肿瘤、肺功能低下或心脏病时,明显缺氧征象可更迅速出现。如果同时又有全麻过深、自主呼吸抑制、辅助或控制呼吸操作欠妥,以及呼吸道轻微梗阻等因素时,缺氧和 CO_2 蓄积可更趋严重,且不易被辅助或控制呼吸所纠正,并可继发循环系统改变。表现为心率增快、血压下降、脉压缩小、发绀等征象,严重时可致生命危险。

2.呼气性呼吸停止 也称迷走性呼吸停止,偶尔可发生于麻醉患者由仰卧位改为坐位或头高斜坡位的过程中,为膈肌下沉、肺泡持续扩张、肺泡牵张感受器持续兴奋,通过赫一布氏反射机制所产生的呼吸停止。在具兴奋迷走神经张力的硫喷妥钠等全麻下容易发生;在具拟交感活动的乙醚全麻下则不致发生。一旦发生,通过压迫上腹部以升高膈肌或注射大量阿托品可获解除。

3.上呼吸道阻塞 在侧卧、俯卧或坐位姿势中,如果头颈前屈过甚,易致上呼吸道梗阻,即使已插气管导管,也有导管折屈梗阻的可能。

4.肺部病变播散或窒息 痰多、咯血或支气管胸膜瘘患者,当取病侧在上方的侧卧位后,患肺的脓、痰、血容易侵入健肺而引起病变播散;如果突然大量涌出,则更易导致急性窒息。为此,该类患者除应常规采用清醒支气管内插管麻醉外,必须强调在未完成插管之前,绝不勉强患者处于难以忍受的强迫体位。即使仅仅是施行简单的胸腔引流术,也必须遵循上述原则。

5.肺不张、昏迷、心律失常,甚至心搏骤停 剖胸手术多取患侧在上方的侧卧体位,待剖胸后患侧肺萎陷,通过健侧肺通气量的增加,一般均可取得代偿。但如果体位安置不合理,例如使用肾垫,或将固定沙袋错误地安置在胸腹部。这样,下位侧的膈肌和胸廓的活动将遭受严重限制、下侧肺脏受压,其结果是术中严重干扰呼吸功能,术后肺不张发生率高。如果手术时间长,在手术过程中即会出现肺不张而发生缺氧和 CO_2 蓄积。当 $PaCO_2$ 升高超过 8.1~9.3kPa(60~70mmHg)时,患者即可出现昏迷不醒、高热惊厥、低血压、心律失常,甚至心搏骤停。

6.误吸、窒息 术前禁食不严、饱食或上消化道出血病例,如果存在体位安置不当而出现呼吸费力而致腹压增高时,则更容易促使胃内容物反流而被误吸,严重时可致窒息,甚至猝死。

(二)循环系统并发症

1.循环有效血量减少 麻醉后因血管扩张、血管运动中枢功能减弱,血液容易淤积在身体的低垂部位,由此可显著减少循环有效血量。下肢的潜在贮血容量可达 600mL,在取坐位或头高位时,最易出现严重低血压。为防止这类并发症,下肢宜用弹力绷带包扎,麻醉需尽量避免过深。一旦收缩压下降到 9.3~10.6kPa(70~80mmHg)时,可先加快输液和减浅麻醉;

如仍无效,给小量缩血管药(如甲氧胺);如果并存心动过缓,可用阿托品;最有效的措施是立即改取仰卧水平位。

2.急性循环功能不全 有8%~10%的正常人从仰卧位突然坐起时,可出现头晕、收缩压降低和心率增快。如果在30min前曾用过吗啡,则低血压和头晕发生率可增至44%。麻醉后由于循环代偿功能进一步削弱,如果突然改变体位,或搬动患者(如从手术台移至推车),则往往可诱发急性循环功能不全和血压骤降,甚至导致猝死。尤其易见于血容量不足、血管紧张度减退、心肌明显劳损或贫血虚弱等病例。

3.急性肺水肿 顽固性低血压截石位时,如果将双腿抬高,回心血量可显著增加,对心肺功能低下的患者,就可能超出心脏负荷而诱发急性肺水肿。另一方面,如果将抬高的下肢放平时,循环有效血量可骤减,44%患者可出现程度不等的血压下降。对血容量不足、全麻过深、下肢抬高时间过久致组织缺氧而使局部血管张力减退的患者,放平双腿后,可出现顽固性低血压。

4.产妇仰卧低血压综合征 妊娠9个月后的产妇,当取仰卧位时,因巨大子宫压迫下腔静脉而迫使静脉回心血流受阻时,可引起血压下降。收缩压下降10%者占47%,下降30%以上者可占6%,同时伴眩晕、心动过缓、脉搏细弱、恶心呕吐、冷汗和烦躁不安,严重者甚至循环虚脱,此即"产妇仰卧低血压综合征"。一般于清醒的孕妇,只要心排血量减少未超过20%,尚不致出现这种综合征;但于麻醉后,特别在蛛网膜下隙阻滞或硬膜外腔阻滞后,或于出血、脱水而致低血容量时,因心排血量进一步减少,则很容易出现这种综合征。此时,立即改取左侧卧位,或将巨大子宫往左侧推移,或用双手托起子宫,血压往往可立即回升,症状被解除。

5.血压急剧升高 巨大腹腔肿瘤患者,于仰卧位时,有可能因肿物压迫腹主动脉而引起血压急剧升高,严重者可继发左心衰竭。

6.血压下降、脉压缩小 心率增快和呼吸困难俯卧位时,当支撑物滑动而移至中下腹部时,可引起下腔静脉受压而回心血量骤减,出现血压下降和脉压缩小。当支撑物滑至上腹部时,则可因下腔静脉、肝脏、心脏、肺脏同时受压,瘀血可更严重,心脏舒张期充盈障碍,心排血量更减少,不仅出现血压下降和脉压缩小,同时有呼吸困难。如果判断错误,延误处理,原因未能解除,或盲目使用升压药,则极易导致患者死亡。

7.肺动脉空气栓塞 这是坐位或头高斜坡位时最危险的并发症之一,常于颈静脉或颅骨静脉窦或颅内静脉丛被撕破小口而未能及时察觉时,因空气被不断吸入静脉后发生。此时如果同时伴有深呼吸或咳嗽等动作,或在肌松药作用下施行控制呼吸,危险性更增加。早期征象为出现原因不明的血压下降、脉率增快和呼吸深粗,进一步可显著减少心排血量和严重缺氧而致迅速死亡。利用食管听诊器、心电图、右房压和呼气终末CO_2分压监测有助于诊断;利用多普勒超声仪可迅速测出存在于肺动脉内的气体容积。立即将体位改成左侧卧位,并通过右心导管抽出肺动脉内气体是最理想的处理措施,同时需采取有效的心血管功能支持疗法。

8.其他并发症 截石位时,膝部约束带过紧,可造成下肢静脉血栓形成。截石位时,支腿架对腘动脉的压迫,对老年人有可能导致腘动脉栓塞而引起小腿坏死。上肢过度外展、外旋时,83%患者可出现桡动脉搏动减弱或消失,时间过久有可能引起手指坏死。不恰当地将手术野置于最低位置时,可致手术野静脉瘀血,渗血增多和手术操作困难。长时间深度头低位,可致面、颈和眼部充血水肿,甚至出现脑水肿。

（三）周围神经损伤

1.颈丛神经损伤 颈丛神经由颈$_{2,3,4}$脊神经的前支组成,从椎间孔逸出后在横突处被纤维束膜和椎前筋膜所紧密固定,然后分成上行支和下行支组成颈深浅丛。取头低斜坡位或屈氏体位时,在腕部被约束固定的情况下,当身体因重力而下滑时,颈丛神经即可受到牵拉。术后患者可出现范围局限在颈肩部的顽固性钝性疼痛,一般可持续3周之久。

2.臂丛神经损伤 臂丛神经由颈$_{5\sim8}$及胸$_1$脊神经的前支组成,自椎间孔逸出后在横突上被纤维束膜和椎前筋膜所紧密固定,在腋窝处又被腋窝筋膜所紧密固定。在这两处固定点之间有锁骨、第一肋骨、胸小肌喙突端腱部及肱骨头突出部4个解剖结构,在一定的体位条件下,均可构成对臂丛神经过度压迫和（或）牵拉的有害因素,由此可引起损伤。例如屈氏体位下肩托支架的位置不当,或上肢取外展位时,锁骨被推向后而接近第一肋骨时,臂丛神经即有可能受到挤压。上肢过度外展超过90°,甚或越过头水平时（常由于手术助手推挤上肢所造成）,臂丛神经将受到锁骨、第一肋骨和胸小肌腱部的挤压,并处于过度牵拉状态,此时肱动脉搏动可消失。如果上肢过度外展,再做外旋时,臂丛神经又可受到肱骨头突出部的压迫和牵拉。如果过度外展和外旋的上肢,又被悬挂于手术床平面以下时,或再升起胆囊垫时,则压迫和牵拉可更加重。长时间使上肢处于上述不恰当的位置,极易构成臂丛神经损伤。如果患者同时还并存颈肋、腋鞘管狭窄、第一肋骨变形或削肩等先天性因素时,臂丛神经损伤的机会倍增。另一个致伤情况是侧卧位下头部和上胸部未予垫枕时,头部和身体的重量将压迫臂丛神经,时间长久即可引起臂丛神经损伤。臂丛神经损伤的征象可从上肢发麻、针刺感、位置感丧失,发展为运动功能部分或完全丧失。通过对症处理和理疗,一般均可于3～4周后获得恢复,但偶尔也会发生永久性麻痹。保持上肢外展50°,至多不超过90％取前臂稍屈曲并内旋位,可避免臂丛神经受牵拉或压迫。

3.桡神经损伤 桡神经于肱骨中部,紧挨肱骨的内侧面走行。当取仰卧位,腕部被约束固定而肘部呈屈曲位的情况下,桡神经即可在手术床边角与肱骨内侧面之间受到挤压。如果还有手术者身体对上臂的压迫,桡神经极易出现损伤,表现为腕下垂及手功能丧失。安置侧卧位时,将下位侧上肢强行牵离体侧时,有时也可引起桡神经损伤。

4.尺神经损伤 尺神经走行于肱骨内髁的尺神经沟中,其位置表浅,表面覆盖的软组织很薄。在仰卧位时,当肘部稍屈曲而被搁置于手术台金属面时,尺神经就易被挤压而引起损伤,表现为无名指、小指发麻,甚至伸展功能丧失。

5.面神经损伤 正常情况下,面神经颊支从主干分出后穿入腮腺组织中,并从腮腺的前缘逸出,分布于口轮匝肌的外侧部,主管唇部运动。偶尔可因解剖异常,颊支分出过早而走行于腮腺的表面,这样就易因受压而损伤,过紧的四头带或持续的托下颌操作均为诱因,临床表现为歪嘴和流涎。

6.腓总神经损伤 腓总神经走行于腓骨小头的表层,其覆盖的软组织很薄。在截石位或侧卧位时,当膝外侧面被支腿架或其他硬物挤压时,较易引起腓总神经损伤,表现为足麻木、

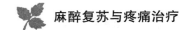

针刺感、位置感丧失,典型者可出现足下垂和急促步态。

根据解剖关系和诱因,重视体位的正确安置,周围神经损伤可得到防止。神经受压或受牵越重,损伤相应也越重。所幸,多数周围神经损伤的预后均较好。一旦发生后,需用夹板固定肢体以防止变形,并施行主动和被动肌肉活动锻炼,恢复过程虽较缓慢,但多数可在 6 个月内获得痊愈。一般规律是大肌肉张力和活动能力恢复最早,精细动作的恢复最慢。

(四)颈椎损伤性截瘫

在全麻或肌松药的作用下,颈部肌肉张力消失,在此基础上,强力拧扭头部,或于搬动患者时强力牵拉头部,或仅于托住患者肩背部而让头部任意下垂或摆动等错误操作时,均有可能导致颈椎脱位、椎间盘破裂和凸出。以颈$_{5,6}$椎处最好发,由此可造成颈髓损伤,甚至高位截瘫,死亡率极高,尸解可见到颈髓鞘撕裂伤。

(五)眼部损伤

取坐位姿势施行后颅窝手术过程中,当前额支撑架变位或患者头部移动时,均有可能导致支撑架压迫眼球而引起损伤。俯卧位下的头部垫圈也可对眼部造成压迫或角膜擦伤,尤以突眼患者更易被损伤。眼球受压后一般可致眼内压增高、球结膜充血水肿,偶尔还会构成严重并发症:①原先有眼底动脉病者,在眼内压增高和收缩压下降(如取坐位,或因休克,或于施行控制性低血压)的情况下,有可能引起视网膜中央动脉栓塞而失明。②诱发眼心反射而引起心搏骤停。③诱发急性青光眼。④引起动眼神经和外展神经损伤而出现眼痛、眼肌无力、视物模糊和复视。

(六)皮肤等浅层组织损伤

于骨质突起部位如髋、髂、骶、足跟或头枕部等处受到长时间压迫后,易出现皮肤和皮下组织红肿损伤。年老瘦弱、手术时间过长、束腿带或骨盆固定带缚扎过紧,或手术床垫子过硬时更易发生。

(七)局限性脱发

局限性脱发易发生于应用吩噻类药物、东莨菪碱静脉复合麻醉或控制性低血压麻醉后。多发生于头部长时间固定和受压的部位,表现直径 3～6cm 的圆形肿块,压痛,起水泡或有渗出,可溃破,5～7d 结痂,头发脱落。如果合并感染,则病期延长。病理报告为真皮深层闭塞性脉管炎。头部垫以软枕,定时变动头位,并在受压处定时做按摩可预防发生。

(八)腰背痛

腰背痛多发生于椎管内麻醉术后。由于腰背部肌肉松弛,腰椎生理前凸暂时消失,引起棘间肌和韧带长时间受牵拉所致。如果于腰背部垫以合适的软枕,可防止这种并发症。

第六节　重要器官疾病的麻醉前评估与准备

麻醉的危险性常因同时并存重要生命器官疾病而明显增高。统计资料指出,手术并发症和死亡,与术前并存心血管、呼吸、血液和内分泌等疾病有密切关系。

一、心血管病

（一）心血管病患者的麻醉耐受力估计

先天性心脏病中的房缺或室缺，如果心功能仍在Ⅰ、Ⅱ级，或以往无心力衰竭史者，对接受一般性手术可无特殊困难或危险；如果同时伴肺动脉高压者，则死亡率显著增高，除非急症，一般手术应推迟或暂缓；并存主动脉缩窄或动脉导管未闭者，应先治疗这类畸形，然后再施行其他择期手术。轻度肺动脉瓣狭窄不是择期手术的禁忌证，但重度者术中易发作急性右心衰竭，择期手术应列为禁忌。法络四联症因存在红细胞增多和右心流出道狭窄，麻醉后易致心排血量骤减和严重低氧血症，故择期手术的危险性极大。

高血压患者的麻醉安危，取决于是否并存继发性重要脏器损害及其损害程度，包括大脑功能、冠状动脉供血、心肌功能和肾功能等改变。单纯慢性高血压，只要不并存冠状动脉病变、心力衰竭或肾功能减退，即使已有左室肥大和异常心电图，在充分术前准备和恰当麻醉处理的前提下，耐受力仍属良好，死亡率无明显增高。术前准备的重点之一是施用抗高血压药治疗，药物种类较多，有周围血管扩张药（如肼苯哒嗪、哌唑嗪、长压定等）；β受体阻滞药（如心得安）；α—肾上腺素能神经阻滞药（如利血平）；钙通道阻滞药（如异搏定、硝苯吡啶）等。术前抗高血压治疗有利于术中、术后血压平稳，但必须重视其与麻醉药并用后的相互不良作用，可能引起低血压和心动过缓；与氧胺酮或泮库溴铵并用，可能诱发高血压；异搏定与麻醉药并用，可能出现心血管虚脱。尽管如此，凡舒张压持续超过 12kPa（90mmHg）者，不论年龄大小，均应给以抗高血压药治疗，待收缩压降低原血压水平 20% 后方可手术；对舒张压超过 14.7kPa（110mmHg）者，抗高血压药治疗必须延续到手术日晨，以防止术中因血压剧烈波动而诱发心力衰竭或脑血管意外。术中一旦并发低血压时，可临时应用适量缩血管药进行拮抗。对长期应用抗高血压药治疗的患者，不能突然停药，否则患者对内源性儿茶酚胺敏感性将相应增高，可能发生高血压、心动过速、心律失常和心肌缺血等严重意外。对高血压并存肾脏损害者，术前需对麻醉药的种类和剂量的选择进行全面考虑。对高血压并存心肌缺血者，术前应重点加强心肌缺血的治疗，择期手术需推迟。

缺血性心脏患者的麻醉危险性在于围术期发作心肌梗死，死亡率很高。病史中存在下列情况者，应高度怀疑并存缺血性心脏病：①糖尿病。②高血压病。③肥胖、嗜烟、高血脂者。④心电图示左室肥厚。⑤周围动脉硬化。⑥不明原因的心动过速和疲劳。

缺血性心脏病的典型征象如下：①紧束性胸痛，可往臂内侧或颈部放射。②运动、寒冷、排便或饱餐后出现呼吸困难。③端坐呼吸。④阵发性夜间呼吸困难。⑤周围性水肿。⑥家族中有冠状动脉病史。⑦有心肌梗死史。⑧心脏扩大。但有些缺血性心脏患者，平时可无明显症状，也无心电图异常，但冠状动脉造影证实已有 1～3 支冠状动脉存在超过 50% 的管腔狭窄，这类无症状的缺血性心脏患者，在麻醉中存在较大的潜在危险。

对缺血性心脏患者，从麻醉处理角度看，麻醉前首先应从病史中明确下列三个问题：①是否存在心绞痛，其严重程度如何，具体参考表 1—7 作出估计。②是否发生过心肌梗死，明确最近一次的发作时间。③目前的心脏代偿功能状况。大量统计资料指出，心肌梗死后 6 个月内施术者,术后再发梗塞率和死亡率明显高于6个月以后施术者。

表1-7 心绞痛分级

分级	表现
Ⅰ级	日常体力活动不引起心绞痛,如快速步行、登楼梯;剧烈活动或长时间快速费力工作或娱乐,出现心绞痛
Ⅱ级	日常体力活动轻度受限;登楼梯、爬山、餐后散步或登高、寒冷和大风、情绪紧张或睡醒后短时间,出现心绞痛
Ⅲ级	日常体力活动明显受限;以正常步速、短距离散步或登一段楼梯即出现心绞痛,休息后症状可缓解
Ⅳ级	任何体力活动均可诱发心绞痛,静息时也发作

因此,对心肌梗死患者,择期手术应推迟到梗死6个月以后施行,同时在手术前应尽可能做到:①心绞痛症状已消失。②充血性心力衰竭症状(如肺啰音、颈静脉怒张、呼吸困难、心脏第三音或奔马律等)已基本控制心电图已无房性早搏或每分钟超过5次的室性早搏等异常。③血清尿素氮(BUN)不超过17.85mmol/L(50mg/dL),血清钾不低于3mmol/L。

尽管如此,有些因素在术前往往仍无法主动有效控制,例如:①老年(危险性随年龄而增长)。②存在明显的主动脉瓣狭窄,或二尖瓣关闭不全。③心脏扩大。④顽固性充血性心力衰竭。⑤顽固性心绞痛。⑥顽固性心电图异常(ST段改变、T波低平或倒置、异常QRS波)。因此,围术期的麻醉危险依然存在,为保证安全,必须加强麻醉管理。

心脏瓣膜病以风湿病引起者最为多见,近年来先天性主动脉瓣狭窄、二尖瓣脱垂、主动脉瓣瓣下狭窄和钙化、二尖瓣关闭不全也已较多见。瓣膜患者的麻醉危险性主要取决于病变的性质及其损害心功能的程度。麻醉前要尽可能识别病变是以狭窄为主,还是以关闭不全为主,还是两者兼有。一般讲,以狭窄为主的病情发展较关闭不全者为迅速;重症主动脉瓣狭窄或二尖瓣狭窄极易并发严重心肌缺血、心律失常(房扑或房颤)和左心功能衰竭,也易并发心腔血栓形成和栓子脱落。因此,麻醉的危险相当高,一般应禁忌施行择期手术。关闭不全患者对麻醉和手术的耐受力一般均属尚可,但易继发细菌性心内膜炎或缺血性心肌改变,且有可能导致猝死。

对各类瓣膜性心脏患者,为预防细菌性内膜炎,术前均需常规使用抗生素。有人报道,单纯经鼻腔气管内插管也会诱发细菌性心内膜炎,发生率达16%。预防性使用抗生素的效果,以在手术开始前30~60min内使用,较术前24h使用者为佳。为预防心腔内血栓脱落并发症,常已施行抗凝治疗,如遇急症,术前需中止抗凝。

术前心电图有心律失常者,必须结合病史和临床表现,探讨其实际意义。从麻醉角度看,术前需要纠正的心律失常主要有:①心房颤动和心房扑动,术前如能控制其心室率在80次/分左右,麻醉危险性不致增加;相反,如不能控制室率,提示存在严重心脏病变或其他病因(如甲亢),则麻醉危险性显著增高。②Ⅱ度以上房室传导阻滞或慢性双束性阻滞(右束支伴左前,或后束支传导阻滞),均有发展成完全性心脏传导阻滞而可能猝死,术前需做好心脏起搏器准备,术中需连续监测心电图。需指出,起搏器对电灼器很敏感,易受干扰而失灵,心脏陷于停搏,故麻醉医师应掌握起搏器的使用和调节技术。无症状的右或左束支传导阻滞,一般不增加麻醉危险性。③房性早搏或室性早搏,偶发者在年轻人多属功能性,一般无须特殊处理,或仅用镇静药即可解除,不影响麻醉耐受力;发生于中年 40 岁以上的患者,尤其当其发生或消失与体力活动有密切关系者,应多考虑有器质性心脏病的可能。频发(每分钟多于 5 次)、多源性或 R 波与 T 波相重的室性早搏,容易演变为心室颤动,术前必须用药加以控制,择期手术需推迟。④预激综合征可有室上性心动过速发作,一般麻醉前和麻醉中只要做到避免交感兴奋和防止血管活性物质释放,即可有效地预防其发作。但对持续而原因不明的发作,要引起重视,有时往往是心肌病变的唯一症状,麻醉危险性极高,择期手术必须推迟。

(二)心脏功能的临床估计

心脏功能的临床估计方法有以下几种。

1.体力活动试验　根据患者在活动后的表现,可估计心脏功能(详见表 1-8)。

表 1-8　心脏功能分级及其意义

心脏功能	屏气试验	临床表现	临床意义	麻醉耐受力
Ⅰ级	30s 以上	普通体力劳动、负重、快速步行、上下坡,不感到心慌气短	心功能正常	良好
Ⅱ级	20~30s	能胜任正常活动,但不能跑步或作较用力的工作,否则心慌气短	心功能较差	麻醉处理正确恰当,耐受力仍好
Ⅲ级	10~20s	必须静坐或卧床休息,轻度体力活动后即出现心慌气短	心功能不全	麻醉前充分准备,麻醉中避免心脏负担
Ⅳ级	10s 以内	不能平卧,端坐呼吸,肺底啰音,任何轻微活动即出现心慌气短	心功能衰竭	麻醉耐受力极差,手术必须推迟

2.屏气试验　患者安静后,嘱深吸气后作屏气,计算其最长的屏气时间。超过 30s 者示心脏功能正常;20s 以下表示心脏代偿功能低下,对麻醉耐受力差。

3.起立试验　患者卧床 10min 后,测量血压、脉搏,然后嘱患者骤然从床上起立,立即测血压、脉搏,2min 后再测一次。血压改变在 2.7kPa(20mmHg)以上,脉率增快超过 20 次/分者,表示心脏功能低下,对麻醉耐受力差。本法不适用于心功能Ⅳ级的患者。

(三)临床容易被误诊的心脏病

有些心脏病可出现某些消化道症状,如急性腹痛、放射性疼痛、恶心、呕吐、黄疸、腹水等,由此易被误诊为腹部外科疾病而施行手术,显然其麻醉和手术危险性倍增。因此,麻醉医师需提高警惕,如怀疑有误诊,应请内科医师协助诊断。易被误诊的临床表现如下:①心绞痛或心肌梗死可伴剑突下疼痛。②突发性右心衰竭常伴右臂上 1/4 肩胸部放射性疼痛,类似胆囊病,尤易发生于活动后伴轻度右心衰竭,或严重二尖瓣狭窄突发心房颤动时。③慢性发作的右心衰竭,可出现非特异性胃肠道症状,如厌食、恶心、饭后腹部饱胀感,甚或呕吐,常伴体重下降。因此,易被误诊为上消化道癌症。如果不伴心脏杂音,则更容易误诊。④肺动脉栓塞伴黄疸时,易被误诊为胆管系统疾病。⑤右心衰竭或缩窄性心包炎,常伴发腹水伴巨大左心房的二尖瓣狭窄、心包炎、主动脉瘤、主动脉缩窄或主动脉弓畸形,可压迫食管而出现吞咽困难症状。⑦急性风湿热,常可伴发急性腹痛,尤易见于儿童。⑧细菌性心内膜炎或心房颤动时并发脾、肾或肠系膜动脉栓塞,可出现急性腹痛。⑨心衰患者应用洋地黄逾量中毒时易出现恶心、呕吐症状。

(四)麻醉前准备

并发心脏病患者在确定手术后,应特别注意下列问题。

1. 长期应用利尿药和低盐饮食患者,有可能并发低血容量、低血钾和低血钠,术中容易发生心律失常和休克。低血钾时,洋地黄和非去极化肌松药等的药效将增强,应用利尿保钾药安体舒通,如果再用去极化肌松药琥珀胆碱,易出现高血钾危象。因此,术前均应做血电解质检查,保持血清钾水平在 3.5~5.5mmol/L,术前一般宜停用利尿药 48h;对能保持平卧而无症状者,可输液补钠、钾,但需严密观察并严格控制输液速度,谨防发作呼吸困难、端坐呼吸、肺啰音或静脉压升高等危象。

2. 心脏患者如果伴有失血或严重贫血,携氧能力减弱,可影响心肌供氧,术前应少量多次输血。为避免增加心脏负担,除控制输血量和速度外,输用红细胞悬液优于全血。

3. 对正在进行的药物治疗,需进行复查。对有心力衰竭史、心脏扩大、心电图示心室劳损或冠状动脉供血不足者,术前可考虑使用小量强心苷,如口服地高辛 0.25mg,每日 1~2 次。

4. 对并存严重冠心病、主动脉瓣狭窄或高度房室传导阻滞而必须施行紧急手术者,需做到以下七点:①桡动脉插管测直接动脉压。②插 Swan—Ganz 导管测肺毛细血管楔压。③定时查动脉血气分析。④经静脉置入带电极导管,除用作监测外,可随时施行心脏起搏。⑤准备血管扩张药(硝普钠、硝酸甘油)、正性变力药(多巴胺、多巴酚丁胺)、利多卡因、肾上腺素等。⑥准备电击除颤器。⑦重视麻醉的选择和麻醉管理。

二、呼吸系统疾病

麻醉前对急慢性呼吸系统疾病或呼吸功能减退患者,施行一定的准备和治疗,可显著降低围术期呼吸系统并发症及其死亡率。

(一)常见呼吸系统疾病患者的麻醉耐受力估计

手术患者并存急性呼吸系统感染(如感冒、咽炎、扁桃体炎、气管支气管炎、肺炎)者,术后极易并发肺不张和肺炎,择期手术必须推迟到完全治愈后 1~2 周再手术。如系急症手术,应避免应用吸入全麻,需用抗生素控制,在获得咽分泌物或痰细菌培养结果之前,可先用广谱抗生素。

手术患者并存呼吸系统慢性感染和肺通气功能不全者并不罕见,其中尤以哮喘和慢性支气管炎并肺气肿为常见。麻醉前要重点掌握有关病史和体检,以判断感染程度和肺功能减退程度,并据此进行细致的术前准备工作。下面列举常见的病史和体检项目,对这类患者的术前估计和准备具有实用价值。

1. 呼吸困难 活动后呼吸困难(气短)是衡量肺功能不全的主要临床指标,据此可做出估计(详见表 1—9)。

表1－9　呼吸困难程度分级

分级	依据
0	无呼吸困难症状
Ⅰ	能根据需要远走,但易疲劳,不愿步行
Ⅱ	步行距离有限制,走一或两条街后需要停步休息
Ⅲ	短距离走动即出现呼吸困难
Ⅳ	静息时也出现呼吸困难

2.慢性咳嗽、多痰　凡1年中有持续3个月时间的慢性咳嗽、多痰,并有连续2年以上病史,且可排除心肺等其他疾病者,即可诊断为慢性支气管炎。这是一种慢性阻塞性肺疾病,手术后极易并发弥散性肺泡通气不足或肺泡不张,术前应做痰细菌培养,并开始用相应的抗生素控制感染。

3.感冒　感冒为病毒性呼吸道感染,可显著削弱呼吸功能,呼吸道阻力增高可延续达5周,同时对细菌感染的抵抗力显著减弱,可使呼吸道继发急性化脓性感染,或使原有呼吸系统疾病加重。

4.哮喘　哮喘提示呼吸道已明显阻塞,肺通气功能严重减退,但一般均可用支气管扩张药和肾上腺皮质激素治疗而缓解。哮喘患者围术期的呼吸系统并发症可比呼吸系统正常患者高4倍。

5.咯血　急性大量咯血有可能导致急性呼吸道阻塞和低血容量,甚至出现休克,有时需施行紧急手术。麻醉处理的关键在控制呼吸道,必须施行双腔支气管插管。

6.吸烟　只要每日吸烟10～20支,即使年轻人,肺功能即开始有变化;凡每日吸烟20支以上并有10年以上历史者,即可认为已经并存慢性支气管炎,平时容易继发细菌感染而经常咳嗽吐痰,麻醉后则易并发呼吸系严重并发症,发生率远比不吸烟者高。

7.长期接触化学性挥发气体　长期接触化学性挥发气体也为引起慢性支气管炎的主要诱因,同时伴全身毒性反应。

8.高龄老年人　高龄老年人易并发慢性肺疾病,尤以阻塞性肺疾病和肺实质性疾病为多见,并可由此继发肺动脉高压和肺心病。这是高龄老人麻醉危险的主要原因之一,麻醉前必须对这类并存症加以明确诊断,并做好细致的术前准备工作。

9.胸部视诊　观察呼吸频率、呼吸型和呼吸时比;有无唇紫、发绀;有无膈肌和辅助呼吸肌异常活动(三凹征);有无胸壁异常活动(反常呼吸、塌陷等);胸廓呈桶状胸者,提示阻塞性肺疾病已达晚期;脊柱呈后侧凸变形者,提示存在限制性肺疾病。

10.肺听诊　有无啰音、支气管哮鸣音,或呼吸音减弱或消失。

11.气管移位或受压　要寻找原因,估计是否会妨碍使用麻醉面罩,是否存在气管插管困难。

12.过度肥胖　体重超过标准体重30%以上者,易并存慢性肺功能减退,术后呼吸系统并发症可增加两倍。

（二）麻醉前肺功能的估计

简单易行的肺功能估计方法有：①测胸腔周径法：测量深吸气与深呼气时，胸腔周径的差别，超过 4cm 以上者，提示无严重肺部疾病和肺功能不全。②测火柴火试验：患者安静后，嘱深吸气，然后张口快速呼气，能将置于 15cm 远的火柴火吹熄者，提示肺储备功能好，否则提示肺储备低下。

凡呼吸困难程度已超过Ⅱ级或具备前述 12 个病史和体检项目明显异常者，尤其对活动后明显气短、慢性咳嗽痰多、肺听诊有干湿啰音或哮鸣音、长期大量吸烟、老年性慢性支气管炎及阻塞性、限制性肺功能障碍等患者，术前还需做详细的胸部 X 线检查和专门的肺功能测验。胸腔或腹腔大手术后，几乎无例外地有暂时性肺功能减退，术前也有必要做呼吸功能测验。测验结果，预示高度危险的指标见表 1—10。必须强调这些数据需结合临床表现去综合判断，才有实际意义。近年来，对于慢性肺功能不全，除非需要切除较多的肺组织，或已有广泛的肺纤维性实变，一般均可通过术前细致的治疗而获明显改善，故已很少被列为手术禁忌证。

表 1—10　估计手术后并发肺功能不全的高度危险性指标

肺功能测验项目	正常值	高度危险值
肺活量（VC）	2.44～3.47L	<1.0L
第 1s 时间肺活量（FEV_1）	2.83L	<0.5L
最大呼气流率（MEFR）	336～288L/min	<100L/min
最大通气量（MVV）	82.5～104L/min	<50L/min
动脉血氧分压（PaO_2）	10～13.3kPa	<7.3kPa
动脉血 CO_2 分压（$PaCO_2$）	4.7～6.0kPa	>6.0kPa

（三）麻醉前准备

①禁烟至少两周。②避免继续吸入刺激性气体。③彻底控制急慢性肺感染，术前 3～5d 应用有效的抗生素，做体位引流，控制痰量。④练习深呼吸和咳嗽，做胸部体疗以改善肺通气功能。⑤对阻塞性肺功能不全或听诊有支气管痉挛性哮鸣音者，需雾化吸入麻黄碱、氨茶碱、肾上腺素或异丙肾上腺素等支气管扩张药治疗，可利用 FEV_1 试验衡量用药效果。⑥痰液黏稠者，应用蒸气吸入或口服氯化铵或碘化钾以稀释痰液。⑦哮喘经常发作者，可应用肾上腺皮质激素，以减轻支气管黏膜水肿，如可的松 25mg，口服，每日 3 次，或地塞米松0.75mg，口服，每日 3 次。⑧对肺心病失代偿性右心衰竭者，需用洋地黄、利尿药、吸氧和降低肺血管阻力药物（如肼苯哒嗪）进行治疗。⑨麻醉前用药以小剂量为原则，哌替啶比吗啡好；阿托品有支气管解痉作用，但应待体位引流、结合咳嗽排痰后再使用，剂量要适中，以防痰液黏稠而不易咳出或吸出。一般伴肺功能减退的呼吸系统疾病，除非存在肺外因素，通过上述综合治疗，肺功能都能得到明显改善；麻醉期只要切实做好呼吸管理，其肺氧合和通气功能也均能保持良好。这类患者的安危关键在手术后近期，仍较容易发生肺功能减退而出现缺氧、CO_2 蓄积和肺不张、肺炎等严重并发症。因此，还必须重点加强手术后近期的监测和处理。

三、内分泌系统疾病

（一）血压和循环功能

有些内分泌病可促使血压显著增高而实际血容量则明显减少，如嗜铬细胞瘤，因周围血管剧烈收缩致血管内液体外渗，可存在低血容量状态，一旦肿瘤切除则极易出现顽固性低血压。如果于术前数天开始服用苯苄胺（10 毫克/次，每日 2 次），适当配用 α 受体阻滞药以控制高血压和心律失常，术前应用适量安定（10～20mg 口服）以控制焦虑，术中做到及时补充血容量和白蛋白以尽快恢复血容量，则往往可避免术后顽固性低血压并发症。肾上腺皮质功能不全时，因钠、水经尿和肠道异常丢失，可致血容量减少，术前必须至少两天输注生理盐水，并口服氟氢可的松 0.1～0.2mg，手术当天还需至少每 6h 肌注可溶性磷酸氢化可的松或半琥珀酸盐可的松 50mg。尿崩症患者因大量排尿，可出现显著的血液浓缩、血容量减少和电解质紊乱，应于术前每 4h 肌内注射抗利尿激素（加压素）10～20U，或静脉滴注 5% 葡萄糖溶液 1000mL，待血浆渗透压降达正常后再施手术。

（二）呼吸通气

进行性黏液性水肿患者，呼吸通气量明显减少，手术应推迟，需先用甲状腺素治疗。如果手术必须在 1 周内施行者，可口服三碘甲状腺原氨酸，每日 50～100μg。如果手术允许推迟到 1 个月以后进行者，可口服甲状腺素，每日 0.1～0.4mg。服药期间可能出现心绞痛或心律失常，剂量应减小或暂停。内分泌病并存过度肥胖者，呼吸通气量也明显减小，术中与术后必须给以全面的呼吸支持治疗。

（三）麻醉耐受性

未经治疗的肾上腺皮质功能不全、脑垂体功能不全或垂体促肾上腺皮质激素分泌不足的患者，机体应激反应已消失或接近消失，对麻醉期间的任何血管扩张，都容易发生循环虚脱，有生命危险。因对这类意外，事前难以预测，估计有此可能者，术前可预防性肌内注射磷酸氢化可的松 100mg。

（四）渗血

库欣综合征患者因肾上腺糖皮质激素活性显著增高，可使小动脉和较大血管的收缩功能严重丧失，因此可出现手术野渗血，止血困难，失血量增多。此时只有通过谨慎结扎血管以求止血。

（五）感染

库欣综合征患者因肾上腺糖皮质激素分泌过多，机体内部防御机能显著减弱，又因吞噬作用和抗体形成不完全，切口容易感染。未经治疗的糖尿患者用抑菌性抗生素，其吞噬作用也显著减弱，切口也容易感染，均需注意预防，以选用杀菌性抗生素为佳。

（六）镇痛药耐量

库欣综合征患者常处于警醒和焦虑状态，需用较大剂量镇静药。未经治疗的阿狄森患者，对镇静药特别敏感，故需慎用。甲亢患者因基础代谢率高，甲状旁腺机能低下患者由于神经肌肉应激性增高，镇静药和镇痛药均需加量。甲状腺机能低下患者，则镇静药和镇痛药需减量。

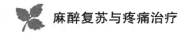

四、肾脏病

麻醉药的抑制,手术创伤和失血、低血压、输血反应和脱水等因素,都可导致肾血流减少,并产生某些肾毒性物质,由此可引起暂时性肾功能减退。大量使用某些抗生素、大面积烧伤、创伤或并发败血症时,均足以导致肾功能损害。如果原先已存在肾病,则损害将更显著,甚至出现少尿、尿闭和尿毒症。所以,手术前必须通过各项检查,判断肾功能,衡量患者对麻醉和手术的耐受力,采取透析治疗。

(一)各类肾病的麻醉耐受力估计

年轻患者、无肾病史及尿常规正常,可认为肾功能良好,可耐受各种手术和麻醉。老年或并存高血压、动脉硬化、严重肝病、糖尿病、前列腺肥大等患者,容易并发肾功能不全,即使尿常规无异常,也需做肾功能检查,以估计患者对麻醉和手术的耐受力。

对慢性肾功能衰竭或急性肾病患者,原则上应禁忌施行任何择期手术。近年来,由于人工肾透析治疗的开展,慢性肾功能衰竭已不再是择期手术的绝对禁忌证。但总体而言,对麻醉和手术的耐受力仍差。

肾病主要包括肾小球性和肾小管性两类病变,此外还有肾结石病。肾小球性病变即肾炎,可发展为肾病综合征,患者处于身体总水量过多而血管内血容量减少的状态,发展至末期出现尿毒症。为减轻浮肿,常使用利尿药治疗,则血容量可进一步降低。对这类患者术前准备的重点在调整血容量和水、电解质平衡,在严密监测下进行补液处理。肾小管一旦发生病变,主要症状为少尿、尿闭,机体代谢终末产物在体内潴留,最终发展为尿毒症。为彻底根治慢性尿毒症,多数需施行肾移植术,术前必须通过人工肾或腹膜透析进行充分细致的准备。患慢性肾病患者常易并存其他脏器病变,均需在手术前尽可能做出正确判断和治疗。常见的并存症有:①高血压或动脉硬化:在肾病所致的低血容量和贫血情况下,易导致心脏做功增高而继发心力衰竭。②心包炎:严重者可致心包填塞,术前可用超声波检查确诊。③贫血:其严重程度一般与尿毒症的程度成正比。对一般择期手术患者,术前应通过输血使血细胞比积升至32%以上为宜。对拟施行肾移植术患者,为保证移植肾的存活率,有的主张不应输血,有的则主张输血。④凝血机制异常:尿毒症患者常并存血小板功能异常和Ⅲ因子(组织凝血活酶)活性降低,术前需施行皮质激素或免疫抑制等治疗,但对拟施行肾移植术的患者,则不宜施行免疫抑制。⑤代谢和内分泌机能紊乱,包括碳水化合物耐量减退、胰岛素拮抗、Ⅳ型甘油三酯过多、甲状旁腺机能亢进、自主神经系统功能紊乱、高血钾和酸中毒等,同时对某些药物的排泄和药代动力学也发生改变,术前应尽可能予以调整,对麻醉药和肌松药的选择必须慎重合理。

肾结石病中,75%属草酸钙性质,术前均需用利尿药和低钙、低盐饮食治疗,故可存在低血容量问题。为预防因禁食所致的脱水,术前应作静脉补液准备。

(二)肾功能损害的临床估计

尿液分析(血、糖、蛋白)、血浆白蛋白、血尿素氮(BUN)、血清肌酐值、内生肌酐清除率、尿浓缩试验和酚红试验等,是临床较有价值的肾功能测定。以24h内生肌酐清除率和BUN为指标,可将肾功能损害分为轻、中和重度三类(详见表1—11)。

表1-11　肾功能损害程度分类

测定项目	损害程度			
	正常值	轻度	中度	重度
24h内生肌酐清除率(mL/min)	80~100	51~80	21~50	<20
血尿素氮(mmol/L)＊	1.79~7.14	7.5~14.28	14.65~25	25.35~35.7

＊血尿素氮 mg/dL×0.357＝mmol/L

（三）麻醉前准备

保护肾功能的基本原则是维持正常肾血流量和肾小球滤过率,应尽可能做到以下七点:①术前补足血容量,防止因血容量不足所致的低血压和肾脏缺血。②避免使用缩血管药,因大多数该类药易导致肾血流量锐减,可加重肾功能损害,尤其以长时间大量使用为严重,必要时只能选用多巴胺或恢压敏(甲苯丁胺)。③保持充分尿量,术前均需静脉补液,必要时可同时并用甘露醇或呋喃苯胺酸(速尿)。④纠正水、电解质和酸碱代谢失衡。⑤避免使用对肾脏有严重毒害的药物,如汞剂利尿药、磺胺药、抗生素、止痛药、降糖药和麻醉药等,尤其是某些抗生素,如庆大霉素、甲氧苯青霉素、四环素、两性霉素 B 等对肾脏毒性最大,故禁用。某些抗生素本身无肾毒性,但复合使用则可导致肾毒性增高,例如先锋霉素单独用,无肾毒性,与庆大霉素并用,可导致急性肾功能衰竭。⑥避免使用通过肾脏排泄的药物,如肌松药中的三碘季铵酚和氨酰胆碱,强心药中的地高辛等,否则药效延长,难以处理。⑦有尿路感染者,术前必须做有效控制。

五、肝脏疾病

（一）肝病患者的麻醉耐受力估计

绝大多数麻醉药(包括全麻药和局麻药)对肝功能都有暂时影响;手术创伤和失血、低血压和低氧血症,或长时间使用缩血管药等,均足以导致肝血流减少和供氧不足,严重时可引起肝细胞功能损害。这些因素对原先已有肝病的患者,其影响更明显。从临床实践看,轻度肝功能不全时,对麻醉和手术的耐受力影响不大;中度肝功能不全或濒于失代偿时,麻醉和手术耐受力显著减退,术后容易出现腹水、黄疸、出血、切口裂开、无尿,甚至昏迷等严重并发症。因此,手术前需要经过较长时间的严格准备,方允许施行择期手术;重度肝功能不全如晚期肝硬化,并存严重营养不良、消瘦、贫血、低蛋白血症、大量腹水、凝血机制障碍、全身出血或肝昏迷前期脑病等征象,则危险性极高,应禁忌施行任何手术。急性肝炎患者除紧急抢救性手术外,一律禁忌实施手术。慢性肝病患者手术中的最大问题之一是凝血机制异常,此与其常合并胃肠道功能异常,维生素 K 吸收不全,致肝脏合成Ⅴ、Ⅶ、Ⅸ、Ⅹ因子不足有关,术前必须纠正。

（二）肝功能的临床估计

肝脏有多方面的功能,要弄清其功能状况,需进行多种试验。目前临床上常做的肝功能试验,大多数属非特异性性质,如果单凭某几项试验结果作为判断依据,往往不可靠,必须结合临床征象进行综合分析,方能做出较合理的诊断。有关肝功能损害程度,可采用 Pugh 推荐的肝功能不全评估分级加以评定,见表1-12。按该表计累计分,1~3分者为轻度肝功能不全;4~8分为中度不全;9~12分为重度不全。肝病合并出血,或有出血倾向时,提示已有多种凝血因子缺乏或不足。当凝血酶原时间延长、凝血酶时间延长、部分凝血活酶时间显著延长、纤维蛋白原和血小板明显减少,提示已出现弥散性血管内凝血(DIC)和纤维蛋白溶解,表示肝脏已坏死,禁忌做任何手术。

表1-12　肝功能不全评估分级

项目	轻度	中度	重度
血清胆红素($\mu mol/L$)	<25	25~40	>40
血清白蛋白(g/L)	35	28~35	<28
凝血酶原时间(Sec)	1~4	4~6	>6
脑病分级	无	1~2	3~4
每项异常的记分	1分	2分	3分
手术危险性估计	小	中	大

（三）麻醉前准备

肝功能损害患者经过一段时间保肝治疗,多数可获明显改善,手术和麻醉耐受力也相应提高。保肝治疗包括如下内容:①高碳水化合物、高蛋白质饮食,以增加糖原储备和改善全身情况,必要时每日静脉滴注 GIK 溶液(10%葡萄糖液500mL加胰岛素10U、氯化钾1g)。②低蛋白血症时,间断给25%浓缩白蛋白液20mL,稀释成5%溶液静脉滴注。③小量多次输新鲜全血,以纠正贫血和提供凝血因子。④大量维生素B、C、K。⑤改善肺通气,如有胸水、腹水或浮肿,限制钠盐,应用利尿药和抗醛固酮药,必要时术前适当放出胸腹水,但必须缓慢、分次、小量引放,同时注意水和电解质平衡,并补充血容量。

六、血液病

慢性贫血的原因很多,主要为缺铁性贫血和各种先天性或后天性溶血性贫血。中度贫血者,术前经补充铁剂、叶酸和维生素 B_{12} 纠正,术前只要维持足够的血容量水平,并不增加麻醉危险性。急症手术前,可通过输红细胞悬液纠正。如果术前给予小量多次输新鲜血,纠正可较迅速,不仅提高血红蛋白和调整血容量,还可增加红细胞携氧和释放氧所必需的2,3-二磷酸甘油酯(2,3-DPG)。

巨母细胞贫血多见于恶性贫血和叶酸缺乏,手术宜推迟,待叶酸和维生素 B_{12} 得到纠正,一般需1~2周后才能手术。镰刀状细胞贫血时,易发生栓塞并发症,特别易发生肺栓塞,尤其在面临缺氧或酸中毒时,镰刀状细胞增多,栓塞较易形成,手术和麻醉有相当危险。对这类患者术前均应输以全血,直至血红蛋白恢复正常后再手术。输全血还有相对稀释镰刀状细胞,阻止其堆集成柱而堵塞小血管。

血小板只要保持(30~50)×10^9/L(30000~50000/mm³),即可有正常的凝血功能,但当

低于 $30×10^9/L$,或伴血小板功能减退时,可出现皮肤和黏膜出血征象,手术伤口呈广泛渗血和凝血障碍。遗传性血小板减少较罕见,需输浓缩血小板治疗。获得性血小板减少较多见,需根据病因进行术前纠正。如因狼疮性红斑、特发性血小板减少性紫癜或尿毒症等引起者,可给予强的松类激素进行治疗。大多数血小板功能减退与使用某种药物有密切关系,例如阿司匹林等,有时血小板功能减退可达一周,术前需至少停药 8d 才能纠正。已发现有血小板功能减退时,一个 70kg 患者只要输注 2～5 单位浓缩血小板,就可使凝血异常获得纠正。每输一单位浓缩血小板可增高血小板 $(4～20)×10^9/L$,血小板的半衰期约 8h。

非血小板减少性紫癜可表现紫癜、血尿,偶尔因血液渗入肠壁而引起急性腹痛,常叫继发肠套叠而需急症手术。为防止术野出血和渗血,术前可试用强的松和浓缩血小板。恶性血液病如白血病、淋巴瘤或骨髓瘤患者需手术治疗,其主要危险是术中出血、渗血不止或血栓形成。如果疾病正处于缓解期,手术危险性不大;处于部分缓解期时,手术也相对安全。急性白血病时,如果白细胞总数增高不过多,血红蛋白尚在 100g/L,血小板接近 $100×10^9/L$,无临床出血征象时,手术危险性也不增高。但当贫血或血小板减少较重时,术前应输全血和浓缩血小板。慢性粒细胞性白血病,如果血小板超过 $1000×10^9/L$ 或白细胞总数超过 $100×10^9/L$,术中可能遇到难以控制的出血,危险性很大。慢性淋巴细胞性白血病,如果血小板计数正常,即使白细胞总数超过 $100×10^9/L$,也非手术禁忌证。真性红细胞增多症时,术中易致出血和栓塞并发症,当血细胞比积增高达 60%,可出现凝血酶原时间延长、部分凝血活酶时间显著延长和纤维蛋白原显著降低。这类患者需经过放血术、放射疗法或化学疗法,待红细胞总数恢复正常后方可手术,但并发症仍然多见。

第七节　特殊病情的麻醉前估计与准备

一、过度肥胖

(一)过度肥胖对器官功能的影响

正常人的标准体重(kg)可按身高(cm)－100 推算,体重超过标准体重 10%～15% 即为肥胖;超过 15%～20% 为明显肥胖;超过 20%～30% 则为过度肥胖。亦可利用肥胖指数＝[身高(cm)－体重(kg)]来确定肥胖的程度:肥胖指数≥100,不胖;＝90 左右,轻度肥胖;≤82,过度肥胖。

肥胖一般可分三类:①单纯性肥胖,因营养过度引起。②继发性肥胖,因内分泌功能失调引起,如下丘脑病变、库欣综合征等。③家族性肥胖:因遗传引起。不论病因如何,肥胖本身可引起呼吸循环等一系列病理生理改变。

1.呼吸系统　过度肥胖可引起肺活量减少,深吸气量和呼气贮备量减少,此与胸腹部受过多的脂肪压迫、胸廓扩张受限、胸廓弹性回位增强、膈肌抬高等因素有关,尤其在水平仰卧位时的影响为最显著,易出现通气/灌流比值失调,低 PaO_2、高 $PaCO_2$ 和氧饱和度下降;部分患者还可出现肺动脉高压和肺毛细血管楔压增高,甚至肺栓塞,后者为肺泡慢性缺氧和酸中毒的结果。此外,在麻醉后较容易并发肺部感染和肺不张。

2.心血管系统　据统计,肥胖患者中有 58% 并发高血压,但多数属轻度或中度高血压。肥胖人的血容量和心排血量均有所增加,增加量与肥胖程度成正比,由此可加重左心室容量负荷,久之可出现左心室肥厚,继而发展成右心室肥厚,其程度与体重增加呈正比。此外,由于肺通气功能不足所致的长时间慢性缺氧,可刺激骨髓造血机能而引起继发性红细胞增多、血液黏度增高,从而更加重心脏负荷,甚至可导致心力衰竭。肥胖多伴脂质代谢紊乱,因此,容易并发动脉硬化。一般认为肥胖伴高血压者,容易继发冠心病和心肌梗死,或脑动脉硬化和脑血管意外而猝死。

3.其他　肥胖患者易并发糖尿病,或肝细胞脂肪浸润(脂肪肝),但多数肝功能仍正常。

(二)麻醉前估计与准备

先对肥胖的类型、病因及其程度作出估计,重点注意呼吸、循环和内分泌系统的改变。

1.对明显或极度肥胖患者,应检查在水平仰卧位时的呼吸状况,如果出现气短、呼吸费力或呼吸道不全梗阻,甚至不能平卧者,术前需做肺功能测定及动脉血气分析。选择麻醉方法应以能保证呼吸道通畅和通气量满意者为准。对气管内插管操作的难易程度也应充分估计,一般应以采用清醒插管为妥。

2.术前应对是否并存高血压、动脉硬化和糖尿病,胸透及心电图有无异常以及心脏代偿功能做出全面估计,并给予相应的治疗。如为择期手术,对继发性肥胖患者,应先施行病因治疗后再手术;对单纯性肥胖患者,术前最好采取减肥治疗,包括合理的饮食限制、体育锻炼和药物等。减肥可明显改善心肺功能,可使肺活量和呼气贮备量恢复正常,慢性缺氧和 CO_2 蓄积得到纠正,增高的血容量和血压可明显降低,对预防高血压和减轻心脏负荷可起良好的作用。此外,减肥对维持术中呼吸和循环的相对稳定,预防术后心肺系统并发症均非常有效。但必须指出,减肥治疗一般需经过一至数个月的过程,仅于术前数日内严格限制饮食,不仅无效,相反会因此降低肥胖患者对麻醉和手术的耐受力。

二、慢性酒精中毒

(一)慢性酒精中毒对器官功能的影响

长期嗜酒可致慢性酒精中毒,其特征是对酒精产生耐受和生理依赖,以及脏器出现一系列病理生理改变,对麻醉和手术的耐受力显著降低,且有危险。

1.病理生理变化

(1)长期嗜酒常伴有营养障碍,可致维生素 B_1 缺乏,再加酒精本身及其代谢产物,都可直接毒害神经系统,最容易出现多发性周围神经炎,表现为四肢远端感觉和运动障碍。也可累及中枢神经,发生急性出血性脑灰质炎及神经炎性精神病。周围神经系统和中枢神经系统两者同时受害者,称"脑性脚气病综合征",表现为记忆力减退、思维涣散,不能胜任复杂细致的工作和学习,可发展为小脑、脑干及间脑退行性变,甚至脑广泛坏死而死亡。

(2)酒精容易毒害肝脏而并发脂肪肝、酒精性肝炎及肝硬化(发生率 10%),肝脏的代谢、解毒和合成功能均受影响,临床表现营养不良、体重减轻、厌食、黄疸、发热、胃溃疡、胃食管反流及食管静脉曲张;也可出现凝血机制障碍和白蛋白减少;可出现腹水而削弱通气功能,氧饱和度降低、低 PaO_2 和轻度呼吸性碱血症。

（3）酗酒 10 年以上者，可危及心脏，出现酒精性心肌病和心脏性脚气病，表现气急、咳嗽、心悸、呼吸困难和传导阻滞，最后可演变为右心衰竭，也会因突发心肌梗死而猝死，易被漏诊。

（4）酒精可抑制叶酸代谢而影响红、白细胞及血小板生成，可致贫血、抵抗力低下和凝血障碍。

（5）约有 20％的慢性酒精中毒患者可并发慢性阻塞性肺疾病。

（6）常并发酒精性低血糖，可抑制抗利尿激素而出现尿量增多和脱水，可引起肾上腺皮质激素分泌增高而诱发胰腺炎。

2.戒酒综合征　正常人持续较大量饮酒约 2～3 周后可出现对酒精的耐受性，而且必须依赖酒精才能维持正常生理功能。一旦突然停饮，可出现一系列生理紊乱，即为"戒酒综合征"。最初 6～8h 内表现震颤，多为精神因素引起，也可能因低血糖和体液失衡所致；24～36h 内出现幻觉性精神病和戒断性癫痫大发作；72h 内出现震颤性谵妄，表现幻觉、抽搐、知觉迟钝、失眠、精神错乱、自主神经系统活动亢进和共济失调，严重时可出现结肠坏死或硬膜下血肿等致命性并发症。

（二）麻醉前估计与准备

对疑有慢性酒精中毒的患者，手术宜推迟。麻醉前如果已经明确存在酒精中毒，需全面系统了解心、肺、肝、脑等各脏器的损害程度，还需对正在出现的戒酒综合征及其治疗效果进行了解和估计。安定类药（利眠宁、安定等）是目前治疗震颤性谵妄的最佳药物，应在戒酒的最初 2～4d 内预防性用药，同时服用大量维生素 B_1 和补充营养，一般戒酒征象可被基本解除。在戒酒期间，各脏器功能尚未完全恢复时，任何麻醉药和麻醉方法均有一定的危险，故禁忌择期手术。对偶然大量饮酒而致急性酒精中毒的患者，如需急症手术，对各种麻醉药的耐受性并不增加特异性，但对麻醉药的需要量可能减少较明显，应酌情合理用药，避免过量。

三、昏迷

手术患者偶尔可并存昏迷病情，术前对其诱因要尽可能加以鉴别和纠正，对昏迷的程度应仔细观察和正确估计。这类患者由于器官代谢功能已紊乱，任何麻醉药物的使用均可加重昏迷，对麻醉耐受性很差。从麻醉处理角度看，较常见的昏迷有以下六类：①意识消失，但存在哈欠、吞咽或舔等反射动作，提示为浅昏迷，脑干功能尚无损害。②意识消失，呼吸、瞳孔反应和眼球活动仍正常，也无定位性运动障碍体征，最可能为代谢抑制（如尿毒症、低血糖、肝昏迷、酒精中毒、低磷血症、黏液水肿和高渗性非酮症性昏迷等），或药物中毒（如麻醉性镇痛药、安定镇静药、催眠药等）所致。除非紧急手术（如内脏出血或穿孔），术前应尽可能纠正昏迷，但对尿毒症或高渗性非酮症性昏迷的纠正不宜过快，否则可因尿素的反跳作用，促使水向脑组织转移，可导致脑水肿而加重昏迷程度。③昏迷伴上肢肘部呈屈曲位肌强直者，提示有双侧大脑半球功能障碍，但脑干无损害（去皮质生存体位）。④昏迷伴上肢和下肢均呈伸直位肌强直者，提示双侧上位脑干结构损害，或深部大脑半球损害。这类情况可见于脑外伤或心搏骤停复苏后脑缺氧性损伤后遗症，除非急症，禁忌择期手术。⑤昏迷伴腱反射亢进、踇趾上翻者，提示中枢神经系统有结构性病变，或存在尿毒症、低血糖或肝昏迷。如果昏迷伴腱反射低下、踇趾下蜷，也无偏瘫征象，一般提示无中枢神经系统结构性改变。⑥昏迷伴癫痫大发作，提示有深部中线性脑干或丘脑损害,或运动中枢有局灶性改变,对其诱因应力求弄清,可因戒酒、尿毒症、妊娠毒血症、脑损伤、脑新生物、产伤、药物(戊四氮、印防己毒素、美解眠、士的宁等)、高血钙、低血钙、脑血管病变或脑血管意外等引起,也可能原因不明。术前均应对其诱发疾病进行积极处理,并用治疗剂量抗惊厥药,一直用至手术日晨,对癫痫本身一般无其他特殊处理。过去认为高浓度安氟醚,特别在过度通气、低 $PaCO_2$ 情况下,可诱发脑电癫痫样波和强直性肌痉挛,今知安氟醚对人类并不增加癫痫的发生,可以选用。

四、妊娠

同年龄组中,孕妇与非孕妇并发外科疾病的频率相等,麻醉医师有必要熟悉手术适应证及其病情特点。常见的外科疾病如下:①急性阑尾炎:发生率约 1:2000,其征象易与妊娠头 3 个月期间的妊娠反应相混淆,易被延误诊断而发展至阑尾穿孔、弥漫性腹膜炎,这样不仅使全身情况严重,增加麻醉危险性,同时亦增高流产率,故应尽早明确诊断,积极手术。②急性胆囊炎和胆石症:发生率约 1:(3500~6000),因病情较重,手术较复杂,麻醉中变化较多,需时也长,易致胎儿受害,故宜尽量避免手术,采用输液、胃肠减压、解痉、止痛和抗生素等保守治疗,一般可于 2d 内得到明显改善。③急性机械性肠梗阻:较少见。腹部曾有手术史的孕妇,可因粘连而诱发。为避免病情趋于严重,一旦诊断明确,手术不宜延迟,如果已近临产,可先行剖宫产术以获得必需的手术野显露。④食管裂孔疝:发生率较高,约 15%~20%,主要症状为反流性食管炎,饱食后取直坐位或服止酸药可缓解,一般不需手术。⑤乳癌:不多见,但一旦发生,恶性度高,应做活检确诊,施行根治术,同时终止妊娠。如果予分娩后再施根治术,则复发率高。⑥卵巢瘤:发生率为 1:1000,多在妊娠头 3 个月中发现,只要不并发扭转、破裂或出血,可暂不考虑手术治疗。

妊娠合并外科疾病时,是否施行手术和麻醉,必须考虑孕妇和胎儿的双安全性。一般妊娠头 3 个月期间,因缺氧、麻醉药或感染等因素,易导致胎儿先天畸形或流产,故应尽可能避免手术,择期手术宜尽量推迟到产后施行;如系急症手术,麻醉时应充分供氧,避免缺氧和低血压。妊娠后 4~6 个月期间,一般认为是手术治疗的最佳时机,如有必要,可施行限期性手术。

五、抗凝治疗

应用肝素抗凝时,静脉注射 5000U(相当 50mg),可使全血凝固时间延长 2 倍,维持 3~4h 后,逐渐自动恢复正常。于此期间,如果需施行急症手术,术前需采用鱼精蛋白终止抗凝,具体方法为:①刚进行静注肝素不久者,鱼精蛋白的剂量相当于末次肝素剂量的 1/100。②静注肝素已隔 4~6h 者,一般已无须再用鱼精蛋白作拮抗。③皮下注射肝素者,因吸收缓慢,鱼精蛋白剂量只需静注肝素量的 50%~75%,但因肝素仍在不断吸收,需重复注射鱼精蛋白。鱼精蛋白的静注速度必须缓慢,过快则可引起血小板减少;过量时,鱼精蛋白本身可转为弱抗凝药,同时可能严重抑制循环,导致血压骤降。

应用双香豆素或其衍生物抗凝者,因凝血酶原时间仅延长 25% 左右,故较肝素容易控制,如需终止其作用,只需在术前静注维生素 K_1 5mg,即可使凝血酶原时间恢复至安全水平的

40％以上，维持 4h。但完全恢复正常水平则需 24～48h，且对今后再使用双香豆素抗凝，可产生抗药达 1 周以上。因此，如果手术仅需数小时的暂时终止抗凝，可不必用维生素 K_1，只需静脉滴注血浆 250～500mL 即可。因双香豆素的作用仅是降低 Ⅱ、Ⅶ、Ⅸ 和 Ⅹ 因子，而储存于血浆中的这些凝血因子仍很充足，故可达到暂时恢复凝血酶原时间的目的。

第八节　麻醉选择

一、病情与麻醉选择

　　手术患者的病情是麻醉选择最重要的依据，具体而言有如下情况：①凡体格健康、重要器官无明显疾病、外科疾病对全身尚未引起明显影响者，几乎所有的麻醉方法都能适应，可选用既能符合手术要求，又能照顾患者意愿的任何麻醉方法。②凡体格基本健康，但合并程度较轻的器官疾病者，只要在术前将其全身情况和器官功能适当改善，麻醉的选择也不存在大问题。③凡合并有较重的全身性或器官病变的手术患者，除应在麻醉前尽可能改善全身情况外，麻醉的选择首先要强调安全，选用对全身影响最轻、麻醉者最熟悉的麻醉方法，要防止因麻醉选择不当或处理不妥所造成的病情加重，也需防止片面满足手术要求而加重患者负担的倾向。④病情严重达垂危程度，但又必须施行手术治疗时，除尽可能改善全身情况外，必须强调选用对全身影响最小的麻醉方法，如局麻、神经阻滞；如果选用全麻，必须施行浅麻醉；如果采用硬膜外麻醉，应强调在充分扩容的基础上分次小量使用局麻药，切忌阻滞范围过广，为安全手术方式应尽可能简单，必要时可考虑分期手术，以缩短手术时间。

　　小儿合作差，在麻醉选择上有其特殊性。基础麻醉不仅解决不合作问题，还可使小儿安全地接受局部浸润、神经阻滞或椎管内麻醉；如果配合全麻，可做到诱导期平稳、全麻药用量显著减少。又因小儿呼吸道内径细小、分泌腺功能旺盛，为确保呼吸道通畅，对较大手术以选用气管内插管为妥。

　　对老年人的麻醉选择，主要取决于全身状况、老年生理改变程度和精神状态。全身情况良好、动作反应灵敏者，耐受各种麻醉的能力并不比青壮年差，但麻醉药用量都应有所减少，只能用其最小有效剂量。相反，年龄虽不很高，但体力衰弱、精神萎靡者，麻醉的耐受力可显著降低，以首选局麻或神经阻滞麻醉为宜，其麻醉效果可比青壮年好，全麻宜做最后选择。

二、手术要求与麻醉选择

　　麻醉的首要任务是在保证患者安全的前提下，满足镇痛、肌肉松弛和消除内脏牵拉反应等手术要求。有时手术操作还要求麻醉提供降低体温、降低血压、控制呼吸或肌肉极度松弛，或术中唤醒等特殊要求。因此，麻醉的选择存在一定的复杂性。总的说，对手术简单或病情单纯的患者，麻醉的选择可无困难，选用单一的麻醉药物和麻醉方法，即能取得较好的麻醉效果。但对手术复杂或病情较重的患者，单一的麻醉方法往往难以满足手术的全部要求，可能将促使病情恶化。此时，有必要采用复合麻醉（也称平衡麻醉），即同时或先后利用一种以上的麻醉药和麻醉方法，取每种麻醉药的长处，相互弥补短处，每种药的用量虽小，所得的麻醉

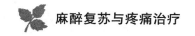
效果恰好能符合手术要求,而对病情的影响可达到最轻程度。复合麻醉在操作管理上比较复杂,要求麻醉者有较全面的理论知识和操作管理经验,否则也未必能获得预期效果,有时反而会造成不良后果。针对手术要求,在麻醉选择时应想到以下六方面问题。

(一)根据手术部位选择麻醉

例如颅脑手术选用局麻、强化局麻或针药复合麻醉;上肢手术选用臂丛神经阻滞麻醉;胸腔内手术选用气管内紧闭麻醉;腹部手术选用椎管内麻醉或吸入全麻复合肌松药的浅全麻;下肢手术选用椎管内麻醉;心脏内手术选用低温体外循环下全凭静脉复合麻醉。

(二)根据肌肉松弛需要程度选择麻醉

腹腔手术、长骨骨折或某些大关节矫形或脱臼复位,都需要良好的肌肉松弛,可选臂丛阻滞、腰麻或硬膜外麻醉、或全麻并用肌松。

(三)根据手术创伤或刺激性大小、出血多少选择麻醉

胸、腹腔手术,或手术区邻近神经干或大血管时,手术创伤对机体的刺激性较大,容易发生血压、脉搏或呼吸波动。此时,不论采用何种麻醉方法,均宜辅加相应部位的神经或神经丛阻滞,如肺门神经丛、腹腔神经丛、肠系膜根部阻滞,或肾周围脂肪囊封闭、神经血管周围封闭等。对复杂而创伤性很大或极易出血的手术,不宜选用容易引起血压下降的麻醉(如脊麻),全麻常较局麻为合适,但需避免深麻醉,应结合肌松药施行浅麻醉。

(四)根据手术时间长短选择麻醉

1h 以内的手术可用简单的麻醉,如局麻氯胺酮静脉麻醉、局部静脉麻醉或单次脊麻等。长于 1h 的手术,可选用长效局麻药施行脊麻、神经阻滞麻醉,或连续硬膜外麻醉,或全麻。

对于探查性质手术,手术范围和手术时间事先很难估计,则应做长时间麻醉的打算。

(五)根据手术体位选择麻醉

体位可影响呼吸和循环生理功能,需用适当的麻醉方法予以弥补。例如取俯卧或侧卧位全麻时,应选用气管内紧闭麻醉、局麻或硬膜外麻醉,不宜用脊麻或硫喷妥钠麻醉。坐位手术时,应尽量选用局麻、针麻等对循环影响小的麻醉方法。如需用全麻,必须行气管插管,并采取相应的措施。

(六)考虑手术可能发生的意外选择麻醉

胸壁手术(如乳癌根治术)可能误伤胸膜而导致气胸,事先应有吸氧和气管内插管的准备。食管手术有可能撕破对侧纵隔胸膜而导致双侧气胸,需有呼吸管理的准备。甲状腺手术,为能及时发现是否误伤喉返神经,以采用神志清醒的局麻、颈丛阻滞或针刺麻醉为妥当。呼吸道部分梗阻或有外来压迫的患者,以选用清醒气管或支气管内插管为最合适。

三、麻醉药和麻醉方法

各种麻醉药和麻醉方法都有各自的特点、适应证和禁忌证,选用前必须结合病情或手术加以全面考虑。原则上尽量采用简单的麻醉,确有指征时才采用较为复杂的麻醉。

四、技术能力和经验

麻醉医师在日常工作中,原则上应先采用安全性最大和操作比较熟悉的麻醉方法。遇危

重患者,或既往无经验的大手术,最好采用最熟悉而有把握的麻醉方法,有条件时在上级医师指导下进行。为开展一项新的麻醉方法,应首先选择年青健壮患者作对象,不宜用于老弱、危重或小儿患者。在上述考虑的前提下,尽量采纳手术医师及患者对麻醉选择的意见。

第二章　麻醉期间监测技术

第一节　基本监测技术

手术麻醉期间基本监测包括无创血压监测、心电示波监测、脉搏氧饱和度监测、呼气末二氧化碳监测、温度监测。

一、无创血压监测

无创血压监测(noninvasive blood pressure monitoring,NIBP)指没有创伤的血压测量方法,通常用袖带测量。根据血压表袖带充气方法的不同分为手动法和自动法两类。

手动法设备简单,费用低,可用于部分患者的监测,但费时费力,不能连续监测,不能及时反映术中患者的血压变化。手动法最常用的无创血压监测方法是水银柱血压计,此外还有弹簧表血压计。目前,除最基层的医院进行最小的手术外,一般已不在手术中应用。

自动法无创血压监测是当今麻醉中最常用的无创血压监测方法,是20世纪80年代监测史上的重大发现之一。自动法无创血压监测又可分为间断法和连续法。

(一)自动间断血压监测

自动间断血压监测根据振荡技术,上臂绑缚袖带,连接微机、气泵,仪器内有压力传感器,自动、定时地进行充气和排气,压力传感器感受肱动脉波动对袖带内压力的变化,测量并计算肱动脉的收缩压、平均压、舒张压以及脉率。

NIBP的优点:无创伤,重复性好,操作简单,易掌握,使用范围广泛,可自动感知袖带和血压并自动调整充气量,而且能自动定时测量并报警。

NIBP的缺点:长期、短间隔测量可引起肢体肿胀、缺血、皮下出血。准确性不如有创测压,心律失常时容易使测量结果失真。

(二)自动连续血压监测

目前主要有4种方法。

1.Penaz法　指套套于手指中节,通过红外线的方法测量指动脉的直径计算收缩压、平均压、舒张压以及脉率。此方法容易受动脉痉挛的影响。

2.动脉张力测量法　在桡动脉附近安置特殊的压力换能器取得动脉波动的信号,计算收缩压、平均压、舒张压以及脉率。需要NIBP矫正。

3.多普勒法　根据多普勒效应,利用探头测量袖带远端动脉壁的运动情况,间接测量血压,用于小儿或低血容量时,但对平均压、舒张压测定不够准确。

4.动脉推迟测量法　在身体的不同部位安装光度传感器。对动脉波延长的部分进行推迟检测,计算收缩压、平均压、舒张压以及脉率。同动脉张力测量法一样,需要 NIBP 校对。

二、心电示波监测

心电示波监测是将心电图持续地、动态地显示在示波器上。早期的心电监测只能显示单一导联的心电图 P 波、QRS 波群及 ST 情况,现代心电监测已经可以多导联连续示波心电图并自动进行 ST 段分析、识别危险的心律失常,自动报警并记录。

围手术期心电示波监测的主要目的是应用于监测心率、心律和有无心肌缺血的 ST－T 改变。现代的心电示波监测均采用皮肤电极法采取心电信号,电极片的位置对结果的影响较大,推荐采用监测仪生产厂家的建议进行电极片安放位置安排,并尽量采用 5 电极的心电监测仪器,从而获得更多的数据。对于 3 电极的监测仪,应该注意正电极必须安放在负电极的左侧或下方,接地电极的位置不受限制。3 导联监测仪常用的电极片安放位置通常有 4 种:胸前Ⅱ导,右上电极为负极,置于右锁骨下,左上电极为正极,置于心尖部;胸前Ⅲ导,右上电极为负极,置于左锁骨下,左上电极为正极,置于心尖部;改良胸前导联 MCL,右上电极为负极,置于左锁骨下外侧,左上电极为正极,置于乳头下外侧;改良胸导 CM5,右上电极为负极,置于胸骨柄,左上电极为正极,置于心尖部。可根据手术的需要选用不同的导联进行监测。

杂波或干扰的问题是心电监测中较大的问题。减少干扰的常用方法有:购置合格的仪器设备;监护仪及干扰源(主要是高频电刀)良好接地;加抗干扰器、使用净化电源等。

三、脉搏氧饱和度监测

脉搏血氧饱和度(SpO_2)监测是根据血红蛋白的光吸收特性连续监测动脉血中血红蛋白氧饱和度(oximetry)的一种方法,为临床麻醉的常规监测。

(一)基本原理

脉搏血氧饱和度仪(pulse oximetry)利用光电比色的原理,根据血中不同血红蛋白吸收光线的波长差异设计而成。它包括光电传感器、微处理器和显示器三部分。传感器探头内有两个分别发射波长 660nm 红光和 940nm 红外光的光源和一个光电二极管的接收器。其基本原理有两点:①氧合血红蛋白与还原血红蛋白有不同的吸收光谱。②通过动脉血流产生脉冲信号,但与静脉和其他组织相对无关。

血液中通常含有四种类型的血红蛋白,即氧合血红蛋白(HbO_2)、还原血红蛋白(Hb)、正铁血红蛋白和碳氧血红蛋白。除病理情况外,后两者浓度很低。脉搏血氧饱和度仪所测定的是 HbO_2 和 Hb,称为"功能性"血氧饱和度。功能性血氧饱和度＝$HbO_2/(HbO_2＋Hb)$。根据 Beer－Lambert 定律,即溶质浓度与通过溶液的光传导强度有关,将手指、脚趾或耳垂作为盛装血红蛋白的"透明容器",使用波长 660nm 红光(主要被 Hb 吸收)和 940nm 红外光(主要被 HbO_2 吸收)作为入射光源,通过测定穿透组织床的光传导强度,就可计算血氧饱和度。当入射光通过组织床时,动脉血吸收的光强度随动脉搏动而变化,形成光吸收脉波。通过光电传感器将测得的光强度传入微处理器,计算两个波长的光吸收比率。因为光吸收比率与

SpO_2 呈负相关,微处理器根据标准曲线处理,得出 SpO_2 值并在显示器上显示。

脉搏血氧饱和度仪的使用非常方便,探头可以放在手指或足趾,还有耳探头、鼻探头及软式探头。脉搏血氧饱和度仪可快速反映 SpO_2 及脉率。此外,还可显示和描计指脉搏体积图,有数字和搏动性波形显示,可记录和报警,有趋势和自动储存等功能。

(二)临床应用

脉搏血氧饱和度仪主要用于监测低氧血症。呼吸空气时,正常人 SpO_2 为 95%～98%（PaO_2 为 10.7～13.3kPa(80～100mmHg)）,一般认为 SpO_2 90%～95% 为轻度缺氧,$SpO_2 <$ 90% 为重度缺氧,SO_2 降到 60% 达 90s 时,有可能引起心跳骤停。发绀型先心病患者耐受缺氧的能力较强,早期缺氧在临床体征上很难识别。因脉搏血氧饱和度仪可以连续和实时监测 SpO_2,能在其他症状和体征出现之前对组织缺氧做出报警。SpO_2 与 SaO_2 显著正相关(表 2－1),相关系数 0.90～0.98,而 SaO_2 随 PaO_2 改变而改变,它们之间的关系呈 S 形,称氧离曲线(oxygen dislocation curve,图 2－1)。氧离曲线受多种因素的影响而左移和右移,氧离曲线左移因素有:pH 升高、PCO_2 降低、体温下降、红细胞内 2,3－二磷酸甘油酸(2,3－DPG)减少;氧离曲线右移因素:pH 降低、PCO_2 增高、体温上升、红细胞内 2,3－DPG 增加。

表 2－1　SaO_2 与 PaO_2 之间的关系

SaO_2	50	60	70	80	90	91	92	93	94	95	96	97	98	99
PaO_2	27	31	37	44	57	60	63	66	69	74	81	92	110	159

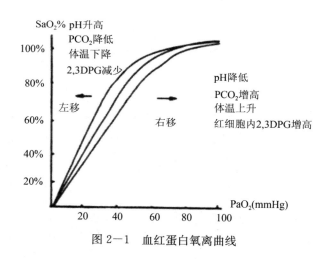

图 2－1　血红蛋白氧离曲线

麻醉中监测 SpO_2 可用于:术前评价呼吸功能;估计桡动脉、尺动脉和足背动脉情况,如辅助做 Allen 实验;监测全麻无通气期的安全期限,如气管插管时,提高麻醉诱导和气管插管的安全性;预防和及时发现麻醉失误和麻醉机的机械故障;运送患者途中对通气的监测,可较早提供低氧血症信息;麻醉苏醒期对呼吸功能恢复的监测,可提供气管导管拔管的指标;控制性低血压中结合平均动脉压和心电图 ST 段的变化,可以指导观察外周组织和心脏的灌注情况,判断控制性低血压的下限。

（三）麻醉中 SpO_2 下降时的处理

麻醉中 SpO_2 下降时,按照 DOPE 的思路进行检查,即气管导管是否移位、气道是否阻塞、是否有气胸出现(尤其是进行过中心静脉置管的患者)、仪器设备是否工作正常。

处理 SpO_2 下降前应该考虑的因素有:麻醉本身对氧合的影响、氧浓度不足(N_2O 过高)、通气不足(呼吸机设置不当)、体位(侧卧)引起的通气血流比失调、单肺通气、功能性血红蛋白减少、心血管功能抑制、氧释放障碍等。通常的处理方法如下:

1. 快速检查麻醉机、呼吸管道连接和手术野,发现和纠正明显的问题。

2. 确定脉搏信号强度和稳定性,排除以下干扰现象,如高频电刀应用、肢体运动、血压袖带充气、低温、低血压、外科医生压迫肢体和仪器探头脱落。

3. 迅速关闭 N_2O 和空气,确保纯氧通气。

4. 估计呼吸机、管道连接和肺系统情况,检查呼吸道压力,手法通气。检查呼吸道阻力和肺顺应性,检查双肺膨胀程度及其对称性,检查气管导管是否过深,检查呼气时气管导管或面罩内的雾气,可能时查看 $ETCO_2$;如果上面的检查均正常,则检查循环状态,包括 ECG、血压/皮肤颜色和脉搏等。

5. 抽动脉血气,检查 PaO_2 和 SaO_2,再做进一步的处理。

（四）准确性评价和局限性

SpO_2 监测具有迅速、连续和方便的特点,但存在某些局限性。研究表明,虽然 SpO_2 值稍高于 SaO_2,但只要仪器性能良好,操作正确,数值基本准确,二者相关性良好。

影响 SpO_2 准确性的因素有:贫血(Hb < 70g/L)、低温、低血压[MAP < 6.67kPa(50mmHg)]、应用血管收缩药、光线干扰、正铁血红蛋白和碳氧血红蛋白异常、黄疸(胆红素 > 20mg/dL,342μmol/L)及血管内染色、涂指甲油、体外循环平流灌注、外周血管疾病、脉搏细弱和探头位置的改变等。所以在临床使用中应结合其他监测指标综合判断病情。

尤其应该注意的是,动脉氧分压的测量值在 21.3～80.0kPa(160～600mmHg)之间变化时,SpO_2 的监测值均可为 98%～100% 时,单凭 SpO_2 并不能全面评价和判断是否存在氧合不良。如果需要评价和判断氧合情况,仍需要依据吸入氧浓度和动脉血气分析结果进行综合判断。

四、呼气末二氧化碳监测

呼气末二氧化碳监测(end-tidal CO_2 monitoring,$ETCO_2$)的问世,使得无创技术监测肺功能,特别是肺的通气功能变得简便,可在床边连续定量监测肺功能,为麻醉患者等进行呼吸支持和呼吸管理提供了明确指标。

临床上最常用的方法是红外线吸收技术。当红外线检测气体时,红外线的吸收率同二氧化碳的浓度相关,反应迅速,测定方便。通常根据监测点的位置不同,分为主流式监测和旁流式监测。有的厂家将二氧化碳监测同麻醉药物浓度监测设计在一起,更有厂家将呼吸力学监测也置于同一机器内,大大增加了监测机器的功能。还有价格昂贵的质谱法和应用简单但准确性还需要检验的比色法。

（一）呼气末二氧化碳波形

正常波形一般分为4个部分，即吸气基线、呼气上升支、呼气平台和呼气下降支。

观察呼气末二氧化碳波形应观察5个部分：基线，代表吸入二氧化碳浓度，一般为零，如果钠石灰失效，则基线升高；高度，代表呼出气二氧化碳浓度；波形；频率，即呼吸频率；节律，可提示呼吸中枢或呼吸机的功能。

（二）呼气末二氧化碳异常波形及其临床意义

1.呼气末二氧化碳分压（$P_{ET}CO_2$）降低

突然降低到0：预示情况紧急，气管导管位置变化，如连接脱落或呼吸机故障、导管堵塞、监测仪故障。

突然降低到非0：呼吸道漏气。

指数降低：生理性死腔增加或二氧化碳产生减少，原因包括失血、低血压、循环衰竭、肺栓塞和心跳骤停等。

持续低浓度：没有正常的平台，说明吸气前换气不彻底或呼出气体被新鲜气流稀释。可能原因包括支气管痉挛、分泌物增加导致小气道梗阻。

2.平台正常

平台偏低：生理死腔增加、过度通气、机器准确性较差。

平台逐渐降低：低体温、过度通气、全身麻醉、肺血容量不足、肺灌注降低。

3.呼气末二氧化碳分压（$P_{ET}CO_2$）升高

$P_{ET}CO_2$逐渐升高：气道阻塞、呼吸机漏气、设置改变；二氧化碳气腹；二氧化碳产生增加，如体温过高、感染中毒综合征（SEPSIS）、恶性高热等。

$P_{ET}CO_2$突然升高：肺循环内二氧化碳产生增加如静脉注射碳酸氢钠、松开止血带、松开腹主动脉阻断钳；还有可能是取样管堵塞；如果基线同时增加，说明有二氧化碳重吸入。

4.异常波形　小的切迹——控制呼吸中出现自主呼吸或自主呼吸时肌松剂残余；冰山样曲线——肌松剂或麻醉性镇痛剂恢复期；驼峰样曲线——侧卧位引起；不规则波形——漏气。

（三）呼气末二氧化碳的影响因素

1.影响呼气末二氧化碳的主要因素有　二氧化碳产量、肺换气量、肺血流灌注以及机械故障。

2.影响动脉－呼气末二氧化碳差（$P_{ET}CO_2$）的因素　呼吸、循环、年龄、碳酸酐酶抑制剂的应用。

（四）临床意义

1.ETCO　可准确地监测肺的通气功能。

2.维持正常通气。

3.确定气管导管位置，为判断气管导管位于气管内的金标准。

4.发现呼吸机的机械故障。

5.调节呼吸机的各项通气参数以及指导呼吸机的撤除，可减少进行血气分析的次数。

6.监测体内二氧化碳产生的变化。

7.监测循环功能　$ETCO_2$可监测肺泡无效通气量及肺血流量的变化。$PaCO_2$为有血流

灌注的 P_ACO_2，$P_{ET}CO_2$ 为有通气的 P_ACO_2。若 $P_{ET}CO_2$ 低于 $PaCO_2$，$P_{a-ET}CO_2$ 增加，或二氧化碳波形上升呈斜形，说明肺无效通气量增加和肺血流量减少。

（五）临床应用

1. 各种原因引起的呼吸功能不全。

2. 机械通气中的监测。

3. 休克、心力衰竭、ARDS、肺梗塞的患者。

4. 心肺复苏、脑复苏期间，当 $ETCO_2$ 持续地水平时，在排除了过度通气之后，$ETCO_2$ 逐渐低下通常表示二氧化碳产生减少，为生物学死亡即代谢减慢甚至停止的标志。

5. 判断气管导管位置。

6. 调节呼吸机的参数。

五、温度监测

体温的恒定是维持机体各项生理功能的基本保证，对体温的有效监测和调节是维持机体内环境稳定、保证手术成功、降低手术并发症的重要措施之一。

手术中主要应该监测和避免发生体温下降，如果突然出现体温异常升高，应该想到恶性高热的可能。

（一）低温对机体的影响

1. 心血管系统　低温直接抑制窦房结功能，减慢传导，心排血量、心率下降，体温进一步降低达 30℃ 时可出现心律失常，如结性逸搏、室早、传导阻滞甚至室颤。此时，一般的治疗措施通常无效，除非患者体温恢复正常。

2. 呼吸系统　低温时呼吸系统的表现为呼吸频率下降，潮气量下降，对低氧、高二氧化碳的反应下降，氧离曲线左移，$PaCO_2$ 升高，支气管扩张，呼吸节律随体温下降而减慢直到呼吸停止。

3. 血液系统　低温时血黏度增加，血浆浓缩，血小板功能受损，凝血因子活性抑制，出血增加。

4. 肾脏　低温使肾血流量下降，肾小球滤过率下降。

5. 内分泌系统　胰岛素分泌减少，高血糖素、肾上腺素水平增加，血糖增加。

6. 对氧输送的影响　低温使氧离曲线左移，氧对血红蛋白的亲和力增加，不利于氧的释放。

7. 药物代谢的影响　低温使药物代谢减慢，全身麻醉的患者清醒延迟。

8. 其他方面　术中低温会引起术后的寒战。而寒战可使颅内压增加，疼痛加剧，氧耗增加，对患者有不利影响。

（二）体温监测的实施

1. 监测位置　中心温度常用的监测部位有鼓膜、食管、鼻咽部和肺动脉，口腔、腋窝温度与中心温度的相关性较差，直肠温度也是常见的监测部位，不同的监测点意义不同。一般情况下，麻醉中最常用的监测部位是鼻咽部。

2. 监测方法　最常用的方法是水银柱温度计。其他的方法还有电子体温计。麻醉中最常用的是热敏电阻温度计。应用时,将不同的体温探头置于不同的测定部位,可连续监测体温变化。

3.临床应用

(1)低温麻醉时体温监测是不可缺少的监测项目,一般至少要监测鼻咽温(代表颅脑温度)和肛温(代表内脏中心温度)。

(2)小儿麻醉均应该进行体温监测。

(3)时间超过1小时的手术均应该进行体温监测,尤其是胸腹腔的大手术。

(三)手术中的保温措施

1.维持手术室内的温度 一般维持在22~26℃为最佳。

2.使用保温床垫和保温毯 通过应用保温床垫,可很好地维持患者的体温。

3.加温输液 对大量快速输入体内的液体,可事先加温到38~39℃;也可通过输液管路对液体进行加温。

4.手术中复温和保温 可在关闭胸腹腔前用温热的盐水冲洗胸腹腔。

第二节 特殊监测技术

一、有创血压监测

有创动脉血压(invasive blood pressure,IBP)监测是将穿刺针或导管置入患者的动脉血管内测量血压的方法。早期将导管连接弹簧血压表或水银柱血压表测量平均动脉压。现在基本上采用压力换能器将压力信号转换成电信号,直接显示在显示器上,自动标出收缩压(SBP)、舒张压(DBP)、平均压(MBP)和脉率(P),并可对数据进行储存、分析和打印。

(一)有创动脉血压监测的适应证

1.各类危重患者,循环功能不全、各类休克、血流动力学不稳定的患者。

2.各种大手术、手术中血压变化大的患者以及心脏大血管手术的患者。

3.需要反复测量血压或间接测量血压有困难的患者,如双上肢同时手术的患者。

4.反复进行血气分析的患者为减少反复动脉穿刺带来的不适和并发症。

5.应用血管活性药物调控血流动力学的患者。

6.其他情况如进行PICCO法监测心排血量、动脉放血和进行急性血液稀释等血液保护技术等。

(二)有创动脉血压监测的插管途径

1.桡动脉 桡动脉是最常用的插管途径。手部血管弓的存在,使桡动脉插管更加安全,但插管前应做Allen试验以测定尺动脉的通畅情况。

Allen试验:手臂抬高,双手压迫尺桡动脉,待手变白后松开压迫尺动脉的手,一般应该在3s左右颜色恢复,最长不能超过6s,7~15s为可疑,超过15s颜色不能恢复,则该侧尺动脉的血运可能不足以单独满足手部的需要,此时,最好不在该侧此桡动脉上插管。对Allen试验的评价尚有不同看法,但是在桡动脉置管的全程都应注意该手的血供,尤其是桡侧血供是否充足十分重要。

2.肱动脉　肱动脉可插入较粗的导管,除可测量血压外,还可插入特制的测氧电极导管测量 PaO_2 和 $PaCO_2$。

3.股动脉　股动脉同肱动脉一样,除可以测量血压、PaO_2 和 $PaCO_2$ 外,还可以插入特制的导管连续测量心排血量。

4.足背动脉　足背动脉可反映下半身的血压,多用于大血管手术。同桡动脉插管一样,足背动脉插管前也需要判断足背动脉阻断后足部的血运不受到影响,尤其是第Ⅰ、Ⅱ趾末端的血运。

(三)插管方法

1.直接插管法　较小的动脉插入普通测压导管,以桡动脉穿刺置管技术为例。

(1)麻醉:局部浸润麻醉,特殊情况下或不能配合的小儿可采用全身麻醉。

(2)体位:平卧,上肢外展,腕部背屈并垫小垫。

(3)常规消毒,铺无菌单。

(4)手指触摸动脉搏动最明显处,一般在桡骨茎突水平,示指及中指将血管拉直,在其远端 0.3～0.5cm 处用套管针刺入血管(动脉),针与皮肤成 30°～45°。如果刺入动脉,应该有血涌入穿刺针尾部,否则将针芯后撤或拔除,逐渐向外慢慢退出套管,直到有血涌出时即停止后退套管,改变套管针与皮肤的角度后将外套管置入动脉。

(5)连接冲洗装置及换能器系统,固定导管,调节"0"点。

2.穿刺置管法　经肱动脉、股动脉插入较粗的特殊导管方法,如测定 PaO_2、$PaCO_2$ 导管。以股动脉穿刺置管技术为例。

(1)麻醉:局部浸润麻醉,特殊情况下或不能配合的小儿采用全身麻醉。

(2)体位:平卧。

(3)常规方法消毒、铺无菌单,铺单范围要足够大,以避免操作过程中导丝、导管接触无菌区域以外的地方。

(4)手指触摸动脉搏动最明显处,用套管针刺入血管(动脉),针与皮肤成 45°,如果刺入动脉,应该有血喷出,否则将针芯后撤或拔除,逐渐向外慢慢拔出套管,直到有血喷出。

(5)置入导丝,导丝置入一定深度后退出套管。

(6)用皮肤扩张器扩张皮肤、深筋膜,注意不要进入血管。

(7)沿导丝置入特殊导管至预定深度,拔出导丝。

(8)连接冲洗装置及换能器,固定导管并调节好"0"点。

3.切开插管法　对穿刺插管失败的病例,可切开皮肤,找到动脉,直接插管。

(四)动脉压力波形分析

动脉血压的波形归纳为以下 5 种。

1.陡直波　整个波形分收缩和舒张两个时相,收缩相上升支较陡,急骤升至顶峰,振幅的高度为收缩压(SBP),心室射血后主动脉瓣关闭,心室开始舒张即转为舒张相,波形缓慢下降至最低点为舒张压(DBP),在下降支的中段出现一切迹称为重搏切迹,此点接近于平均动脉压(MAP)。一般心功能良好的患者均属此波形。

2.低平波 上升支与下降支均缓慢，振幅低平，脉压差小，一般收缩压＜10.7kPa（80mmHg），表明心功能严重受损。

3.钝圆波(正弦波) 波幅中等程度降低，上升支与下降支均缓慢，顶峰圆钝，重波切迹不明显。在心功能受损、心肌收缩力低下或低血容量时出现。

4.高尖波 波幅高耸，上升支陡而尖，重波切迹不明显，舒张压低，脉差压大。在主动脉瓣关闭不全时出现。

5.不规则波 波幅低平，振幅大小不等。多在风心病、心房颤动或心房扑动时出现。

(五)护理及注意事项

1.每隔10～15min用肝素盐水(5～10U/mL)冲洗；或应用自动冲洗系统进行冲洗，该系统在工作正常(加压33.3kPa(250mmHg))时以3mL/h的速度自动冲洗导管。

2.如果长期置管，应每周更换穿刺点。

3.由较小动脉抽出的标本血不要重新注入动脉，以避免小的栓子进入小动脉。

4.零点的调节 一般应该以右心房水平为零点，换能器对大气进行调零。当患者的体位变动时血压发生变化，要注意识别其临床意义，一方面是体位改变对血压本身的影响，而另一方面是换能器位置的变化引起的血压改变。

5.不同部位血压的差别 不同的测压点的血压本身就有不同，左右侧、上下肢各有不同，而主动脉、大动脉、小动脉血压的变化趋势则是收缩压逐渐上升而舒张压逐渐下降，脉压逐渐加宽。

6.有创血压与无创血压的不同 一般认为，直接测压较无创测压偏高0.667～2.67kPa(5～20mmHg)，在低血压状态时，还要增加。

二、中心静脉置管监测

中心静脉置管除可监测中心静脉压(central vein pressure,CVP)外，还可提供高效快速可靠的静脉通路，临床应用广泛。中心静脉压监测是指测定位于胸腔内的上腔静脉、右心房内的压力，是衡量右心排出回心血量能力的指标。

(一)中心静脉置管的适应证和禁忌证

1.适应证

(1)各类型休克、脱水、失血、低血容量以及各种危重患者。

(2)各种心肺功能不全。

(3)各类心血管手术或其他大手术、复杂手术。

(4)大量快速输液或血浆、血液置换疗法。

(5)静脉高营养。

(6)取中心静脉血、静脉放血疗法。

(7)置肺动脉导管或心脏临时、永久起搏器。

(8)紧急血液透析或血液灌洗以及辅助循环。

(9)其他情况如输液时开放外周静脉困难。

2.禁忌证 中心静脉置管的绝对禁忌证是穿刺点感染，而相对禁忌证主要是严重的出血倾向。

（二）中心静脉置管的途径

中心静脉置管分为上腔静脉和下腔静脉途径。常用的上腔静脉途径有颈内静脉、锁骨下静脉、颈外静脉和头静脉，下腔静脉途径主要是股静脉。

（三）基本技术及工具

中心静脉插管一般应该在监测 ECG 的情况下进行，以发现由于金属导丝刺激心脏引起的心律失常等并发症；操作完成之后必须摄 X 线片以了解导管位置。

1. 基本方法　适用于颈内静脉、锁骨下静脉、股静脉。

（1）常规方法消毒、铺无菌单，铺单范围要足够大，以避免操作过程中导丝、导管接触无菌区域以外的地方。

（2）麻醉：局部浸润麻醉或全身麻醉（特殊情况下或不能配合的小儿）。

（3）体位：头低位 10°～15°，肩下垫薄枕。

（4）按照预定的穿刺点和方向用专用穿刺针穿刺静脉，回血通畅后取下注射器，以左手大拇指堵住穿刺针针尾，以避免气栓。

（5）置入导丝，注意导丝 J 形的方向。

（6）导丝置入一定深度后（20～30cm），退出穿刺针。

（7）用皮肤扩张器扩张皮肤、深筋膜，注意不要进入血管。

（8）沿导丝置入导管至预定深度，拔除导丝。

（9）确认导管各腔通畅，连接输液器。

（10）固定导管，并用保护膜封闭。

2. 颈内静脉置管的基本技术

（1）体位：平卧，头转向对侧，头低，肩下垫薄枕。

（2）穿刺点：①前侧入路：胸锁乳突肌内侧缘甲状软骨水平，颈内动脉搏动的外侧，与皮肤成 60°角，平行颈内动脉进针 2cm。②中间入路：胸锁乳突肌三角的顶点，与皮肤成 30°角，平行中线进针。③后侧入路：胸锁乳突肌与颈外静脉交界点向胸骨切迹进针。④投影法：胸锁乳突肌锁骨头内缘中点，向同侧乳头进针。

（3）置管 12～13cm（右）。

3. 锁骨下静脉置管的基本技术

（1）体位：平卧，头转向对侧，头低，肩下垫薄枕。

（2）穿刺点：锁骨中线偏内或偏外锁骨与胸壁间隙，根据患者的体型、锁骨形状而定，穿刺针穿透皮肤后转向锁骨的下方，紧贴锁骨的表面，在第 1 肋骨和锁骨之间，朝向同侧胸锁关节上 2～3cm 处进针，穿刺针针尖斜面和 J 形导丝的方向均指向下肢，一般进针 5～7cm 可见到回血。置管 13～15cm（右），18～20cm（左）。

4. 经颈外静脉中心静脉置管的基本技术

（1）常规方法消毒、铺无菌单，铺单范围要足够大，以避免操作过程中导丝、导管接触无菌区域以外的地方。

（2）麻醉：局部浸润麻醉或全身麻醉（特殊情况下或不能配合的小儿）。

（3）体位：头低 10°～15°，肩下垫薄枕，头转向对侧。

（4）左手示指或中指压迫颈外静脉的走行方向近心端，使颈外静脉怒张。

（5）直接穿刺入血管，有回血后置入导丝，超出穿刺针数厘米即可；或在距颈外静脉数厘米的地方穿刺皮肤，使穿刺针在皮下潜行，然后再刺入血管、置入导丝。皮下潜行法可在皮下形成隧道，大大减少感染的机会，但增加了穿刺难度。

或用 14～16G 套管针直接穿刺血管，有回血时送入外套管后退出针芯，沿外套管置入 J 形导丝，并逐步推进，同时调整导丝的方向，直到导丝进入 12～15cm。

（6）退出穿刺针或外套管。

（7）用皮肤扩张器扩张皮肤，注意不要进入血管。

（8）沿导丝置入导管并继续推进导管至预定深度（一般右侧 18～20cm，左侧 23～25cm）后拔除导丝。

（9）确认导管各腔通畅，连接输液器，固定导管，并用保护膜封闭。

5. 特殊情况下的中心静脉置管注意事项

（1）高流量导管：血液透析或血液灌洗时应用，一般选择颈内静脉或股静脉，皮肤扩张器要由细到粗逐步应用。

（2）不能平卧或头低位的患者：多因为心功能不全，此时操作可在半卧位甚至坐位下进行，应该注意静脉压较低时，发生气栓的机会较平卧位多。

（3）凝血功能异常的患者：一般采用颈内静脉或颈外静脉，争取一针见血，为避免穿刺出血，尽量不采用锁骨下静脉穿刺。

（四）中心静脉导管的护理

1. 伤口每 1～2 天更换敷料，严格换药规程，严格保证密封。

2. 每天输液完毕之后用肝素盐水（0.1mg/mL）2～3mL 冲洗。

3. 尽可能不输注血液制品。

4. 如发现有局部或全身感染的迹象，应该尽早拔除导管。

5. 一般情况下，如果需要长期留置，应该每 2～3 周更换一次导管，要求重新穿刺置管，绝对禁止从原导管置入导丝来更换静脉导管。

（五）中心静脉插管的并发症及处理

1. 气胸　无论是颈内静脉还是锁骨下静脉穿刺时均有穿破胸膜和肺尖的可能，其原因主要是穿刺时针干的角度和针尖的方向不当。如果仅为一个针眼产生少量气胸，肺压缩面积＜30% 时，不需要特殊处理可自行吸收，但麻醉进行间歇正压通气时可能使气胸加重，甚至形成张力性气胸。此时应提醒外科医生注意，同时应进行胸腔闭式引流。

2. 出血　出血主要是误穿动脉引起。发现误穿动脉后，应该立即退针，将动脉压向脊柱数分钟，出血多可以自止。锁骨下进路穿刺时如果误伤锁骨下动脉，可从锁骨上窝压迫止血。如果未穿破胸膜，局部可形成血肿自止，但压迫止血的效果较差。

3. 血胸　血胸主要是由于既穿破动脉又穿破胸膜引起。患者具有急性失血和气胸的双重表现，应该紧急处理。

4. 液胸　无论是颈内静脉还是锁骨下静脉穿刺时，将导管穿透静脉而送入胸腔内引起液胸。

5.气栓　穿刺前未使患者头低位，或导管口高于心脏平面，如果患者处于低血容量状态。当穿中静脉后一旦撤掉注射器与大气相通，由于心脏的舒张而将空气吸入心脏，形成气栓。穿刺时应注意避免。

6.心肌穿孔　心肌穿孔常常发生于置管后数天内。应用过硬的导管或置管太深直至右心房，由于心脏收缩的反复刺激而穿破心房壁(也有穿破右室壁的报道)，常常引起急性心脏压塞。如不能及时发现并正确处理，则后果十分严重，死亡率很高。Swan－Ganz 导管穿刺置管时更容易发生。一旦发生，应该立即抢救。

7.心律失常　心律失常主要由导丝或导管刺激心脏引起。最常见的是室性早搏，一般不会引起严重后果。出现心律失常时要暂停操作，必要时可退回导丝或导管。Swan－Ganz 导管可引起严重的心律失常，甚至室速、室颤，应该立即退回导管，积极抢救。

8.感染　引起感染的因素是多方面的，如穿刺时无菌操作不严格、术后护理不当、导管留置过久等。应该严格无菌操作，遵守护理常规。

三、血气分析监测及水电酸碱平衡监测

内环境稳定(homostasis)是维持正常生命活动的基础，因此，对内环境的监测显得非常重要。血气分析监测及水电酸碱平衡监测是监测内环境的有效方法，临床广泛应用。

(一)血气分析监测及水电酸碱平衡监测项目

1.血液酸碱度(pH 值)　pH 值是反映血液中氢离子浓度的指标，是代谢性指标和呼吸性指标的综合。正常值:动脉血 7.35～7.45,混合静脉血 7.31～7.41。

2.氧分压(PO_2)　反映溶解于血浆中的氧所产生的张力。由于氧绝大多数是同血红蛋白结合在一起的，氧在血液中溶解量的多少与氧分压呈正比例关系，即血液中溶解氧的量随着氧分压的升高而增加。呼吸空气的情况下正常值:动脉氧分压的正常值通常与年龄有关(表2－2)，$PaO_2＝103.4－0.42×年龄±4$(卧位)或 $PaO_2＝104.2－0.27×年龄±4$(坐位)。一般为 10.7～13.3kPa(80～100mmHg)，混合静脉血氧分压 PvO_2 一般为 4.67～5.33kPa(35～40mmHg)。

表2－2　不同年龄动脉氧分压的正常值

年龄(岁)	均数(mmHg)	范围(mmHg)
20～29	94	84～104
30～39	91	81～101
40～49	88	78～98
50～59	84	74～94
60～69	81	71～91

3.氧饱和度(SaO_2)　SaO_2 是血红蛋白被氧饱和程度,即血红蛋白实际结合的氧量(氧含量)与血红蛋白所能结合的氧的总量(氧容量)的百分比,SaO_2 与血红蛋白的绝对值无关。

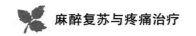

$SaO_2 = $氧含量$\div$氧容量$\times 100\%$

SaO_2 与 PO_2 之间的关系称为血红蛋白氧离曲线,受多种因素的影响。一般情况下,二者具有对应关系,见前文。SO_2 的正常值为 92%~98%。

4. 二氧化碳分压(PCO_2) 反映血液中溶解的二氧化碳产生的张力,反映呼吸情况。正常值:动脉二氧化碳分压的正常值为 4.67~6.00kPa(35~45mmHg),混合静脉血二氧化碳分压 $PvCO_2$ 一般为 5.47~6.80kPa(41~51mmHg)。

5. 碱剩余(base excess,BE) BE 是指在标准条件(T 38℃,PCO_2 40mmHg,SaO_2 100%)下将血液滴定到 pH 7.40 时所应用的酸或碱的量。由于进行了标准化调整,BE 反映了酸碱平衡的代谢部分情况,正常值:3~-3mmol/L。

6. 标准碳酸氢根(standard bicarbonate,SB) SB 是指在标准条件(T 38℃、PCO_2 40mmHg,SaO_2 100%)下测得的血浆碳酸氢根(HCO_3^-)的含量。SB 反映了酸碱平衡的部分代谢情况,正常值:22~27mmol/L。

7. 实际碳酸氢根(actual bicarbonate,AB) AB 是在隔绝空气的情况下实际测定的血浆碳酸氢根(HCO_3^-)的含量。AB 主要反映了酸碱平衡的代谢部分情况,一般情况下,动脉血的二氧化碳分压为 5.3kPa(40mmHg),所以,AB=SB,正常值也是 22~27mmol/L。

8. 二氧化碳总量(total carbon dioxide,TCO_2) TCO_2 是在隔绝空气的情况下测得的血液中一切形式的二氧化碳的总量,包括溶解的二氧化碳、碳酸(H_2CO_3)及碳酸氢根(HCO_3^-)中的二氧化碳。二氧化碳总量既受呼吸影响,也有代谢因素,正常值:24~29mmol/L。

9. 缓冲碱(buffer base,BB) 标准条件(T 38℃,PCO_2 40mmHg、SaO_2 100%)下测得的一切具有缓冲作用的阴离子总和,包括血红蛋白(15mmHg)、碳酸氢根(27mmol/L)、磷酸盐(2mmol/L)、有机酸(6mmol/L)、蛋白(16mmol/L),正常值:全血 45~52mmol/L,血浆 42mmol/L。

10. 氧含量(CO_2) 为血液中溶解氧与血红蛋白结合氧的总和。计算公式:

$CaO_2 = PaO_2 \times 0.003 + Hb \times 1.37 \times SaO_2$

$CvO_2 = PvO_2 \times 0.003 + Hb \times 1.37 \times SvO_2$

上述公式中 PaO_2、PvO_2 的单位是 mmHg,而 Hb 的单位是 g/L。

CaO_2 与 CvO_2 之差反映了组织对氧的消耗情况。

11. 血浆电解质 直接测定血浆中钾(K)、钠(Na)、钙(Ca)、镁(Mg)、氯(Cl)等电解质含量。正常值:血钾 3.5~5.5mmol/L,血钠 135~145mmol/L,血钙(离子钙)1.25~1.5mmol/L,血镁 1.25~1.5mmol/L,血氯 102~107mmol/L。

(二)酸碱平衡异常的判断

在血气分析监测及水电酸碱平衡监测的各个项目中,常用的有 pH、$PaCO_2$、BE、SB。其中 $PaCO_2$ 主要反映呼吸情况,BE 及 SB 主要反映代谢情况。

1. 判断标准

(1)酸血症 pH<7.35,碱血症 pH>7.45。

(2)呼吸性酸中毒 $PaCO_2$>6.00kPa(45mmHg),呼吸性碱中毒 $PaCO_2$<4.67kPa(35mmHg)。

(3)代谢性酸中毒 BE<-3mmol/L,代谢性碱中毒 BE>3mmol/L。

2.酸碱平衡失常的特点

(1)呼吸性酸中毒:由于各种原因,导致二氧化碳潴留,$PaCO_2$ 上升,pH 下降,BE 在正常范围之内。如果长期存在呼吸性酸中毒,例如慢性阻塞性肺病(chronic obstructive pulmonary disease,COPD)时,可出现代偿,此时,BE 增加,pH 下降程度降低。

当呼吸性酸中毒合并代谢性碱中毒时,$PaCO_2$ 上升,BE 增加,pH 可能正常或增加。而当呼吸性酸中毒合并代谢性酸中毒时,$PaCO_2$ 上升,BE 下降,pH 明显下降。

(2)呼吸性碱中毒:由于通气过度,导致 $PaCO_2$ 下降,pH 上升,BE 在正常范围之内。出现代偿时,BE 下降,pH 上升程度下降。

当呼吸性碱中毒合并代谢性碱中毒时,$PaCO_2$ 下降,BE 增加,pH 明显增加。而当呼吸性碱中毒合并代谢性酸中毒时,$PaCO_2$ 下降,BE 下降,pH 可能正常或下降。

(3)代谢性酸中毒:当组织灌注不良引起的酸性产物增加(如休克)或 H 离子排出障碍(肾功能不全)时,可发生代谢性酸中毒。此时,BE 下降,$PaCO_2$ 正常,pH 下降,出现代偿时,$PaCO_2$ 下降,pH 下降程度减低。

当代谢性酸中毒合并呼吸性酸中毒时,BE 下降,$PaCO_2$ 上升,pH 明显下降。当代谢性酸中毒合并呼吸性碱中毒时,BE 下降,$PaCO_2$ 下降,pH 可能在正常范围或下降。

(4)代谢性碱中毒:当 H 离子丢失过多,如呕吐或大量输入酸性液体(主要是 ACD 抗凝血)时,可发生代谢性碱中毒。此时,BE 增加,$PaCO_2$ 正常,pH 增加,出现代偿时,$PaCO_2$ 上升,pH 上升程度减低。

当代谢性碱中毒合并呼吸性酸中毒时,BE 上升,$PaCO_2$ 增加,pH 可能在正常范围或上升。当代谢性碱中毒合并呼吸性碱中毒时,BE 上升,$PaCO_2$ 下降,pH 明显上升。

3.酸碱平衡失常的判断

(1)根据原发疾患判断可能出现的酸碱平衡失常类型。结合血气分析的结果,可基本判断出酸碱平衡失常中的原发类型,再进一步判断继发的酸碱平衡失常类型及代偿情况。

(2)首先通过 pH 值判断出酸血症或碱血症,再根据 BE 及 $PaCO_2$ 判断:与 pH 一致的 BE 或 $PaCO_2$ 为原发的酸碱失衡,另外一个为继发的酸碱失衡;如果 BE 及 $PaCO_2$ 反向,则为复合型酸碱失衡,BE 增加、$PaCO_2$ 下降为代谢性碱中毒合并呼吸性碱中毒,BE 下降、$PaCO_2$ 增加为代谢性酸中毒合并呼吸性酸中毒。如果 BE 及 $PaCO_2$ 同向,可能是对原发酸碱失衡的代偿,超出代偿范围和时限即为复合型酸碱失衡。常用酸碱平衡紊乱的预计代偿公式见表2-3。

表2-3　常用酸碱平衡紊乱的预计代偿公式

原发	化学变化	代偿反应	预计代偿公式	代偿范围
代酸	HCO_3^- ↓	$PaCO_2$ ↓	$PaCO_2 = 1.5 \times \Delta HCO_3^- + 8 \pm 2$	1.3kPa(10mmHg)
代碱	HCO_3^- ↑	$PaCO_2$ ↑	$\Delta PaCO_2 = 1.5 \times \Delta HCO_3^- + 5$	7.3kPa(55mmHg)
呼酸	$PaCO_2$ ↑	HCO_3^- ↑	急性:代偿可引起 HCO_3^- 升高	30mmol/L
			慢性:$\Delta HCO_3^- = 0.35 \times \Delta PaCO_2 + 5.58$	42～45mmol/L
呼碱	$PaCO_2$ ↓	HCO_3^- ↓	急性:$\Delta HCO_3^- = 0.2 \times \Delta PaCO_2 + 2.5$	18mmol/L
			慢性:$\Delta HCO_3^- = 0.49 \times \Delta PaCO_2 + 1.72$	12～15mmol/L

Δ:实测值与正常值的差值。

（3）判断酸碱失衡时要同临床表现相结合。

（三）电解质异常的判断

电解质异常可根据检查结果很容易做出判断。需要注意的是酸碱平衡对电解质水平的影响。因此，在纠正酸碱失衡的同时，要注意电解质的变化。

（四）血气分析监测及水电酸碱平衡监测的临床应用

现代血气分析及水电酸碱的监测非常方便，应用广泛，且测量迅速，对麻醉以及危重病的治疗有重要的临床意义。

1. 监测水电酸碱平衡状态，维持内环境稳定　原发疾病本身可引起患者的内环境变化，手术及麻醉又给患者带来打击，应激反应也可以使内环境发生变化，体外循环、失血、体温的变化均会对患者的内环境稳定造成不利的影响。因此，麻醉医生要了解内环境情况，需要及时进行血气分析监测及水电酸碱平衡监测。

2. 结合血流动力学监测与（连续）心排血量监测了解氧供、氧耗情况　通过对动脉血及混合静脉血的血气分析结果，结合血流动力学监测与（连续）心排血量监测情况，可方便了解组织的氧供氧耗情况，为病情的判断和处理提供依据。

3. 指导呼吸机及呼吸治疗的应用　由于各种原因，SpO_2 及 $ETCO_2$ 不能完全代替血气分析监测，因此，在进行呼吸支持时，血气分析监测是非常重要的监测项目。

4. 监测肺功能　血气分析监测也是很好的、可靠性很高的肺功能监测项目。

四、血流置力学监测与（连续）心排血量监测

血流动力学监测（hemodynamic monitoring）与（连续）心排血量监测（continuous cardiac output moni－toring，CCO）是临床麻醉和 ICU 的重要内容，是大手术和抢救危重病员不可缺少的手段，通常分为无创监测和有创监测两大类。

（一）有创肺动脉压及楔压监测

目前最常用的技术是 Swan－Ganz 导管技术。该导管带有特制的气囊，充气后可顺血流漂向肺动脉，甚至可进入肺小动脉，充气后可测量肺动脉楔压（pulmonary artery wedge pressure，PAWP）或称肺毛细血管楔压（pulmonary capillary wedge pressure，PCWP）。

肺动脉导管插管技术：肺动脉导管置管途径首选颈内静脉，还可选择锁骨下静脉或股静脉。

1. 肺动脉导管置管的适应证有　各类危重患者；重大手术的患者以及心功能不全的患者的围手术期监测；心脏大血管手术的围手术期监测；其他情况如肺动脉内溶栓治疗。肺动脉导管置管的主要禁忌证为穿刺点感染，其他禁忌证为出血倾向或明显的凝血功能异常。

2. 肺动脉导管置管并发症　①感染：发生率为 2%～10%。为减少感染的发生，应严格无菌操作，加强护理，定期更换敷料，一般置管不应超过 1 周。②心律失常：发生率达 40%～60%，多为导丝或导管刺激引起，可分为一般的心律失常（如单个的室性早搏）和严重的心律失常（如连续的室性早搏甚至室性心动过速），后者可导致患者猝死。③出血或血肿：颈内静脉或颈外静脉穿刺时可导致出血或血肿，一旦误入动脉，则后果严重。由于需要进行 Swan－Ganz 导管插管的患者多伴有低血压或低氧血症，有时不太容易判断穿刺是否进入中心静脉，

此时,可比较标本血和动脉血的二氧化碳分压来协助判断。④血气胸:发生率1‰,多发生于锁骨下静脉穿刺时,可进行穿刺引流或闭式引流。⑤气栓:应该严格操作规程,头低位下穿刺可减少气栓发生的机会。⑥血管和心脏损伤:气囊长时间充气可引起肺动脉的破裂,质量差的导管可引起心脏破裂,导致心脏压塞甚至患者死亡。

3. 穿刺置管程序 Swan－Ganz导管插管需要的物品有:肺动脉导管以及配套的测量系统、分析软件;肺动脉导管外鞘以及保护管;中心静脉置管所需的其他材料。①常规方法消毒、铺无菌单,铺单范围要足够大,以避免操作过程中导丝、导管接触无菌区域以外的地方。②麻醉:局部浸润麻醉或全身麻醉(特殊情况下或不能配合的小儿)。③体位:如果患者能够耐受,应该采用头低10°～15°,肩下垫薄枕,头转向对侧的体位。④按照预定的穿刺点和方向用专用穿刺针穿刺颈内静脉,回血通畅后取下注射器,以左手大拇指堵住穿刺针针尾,以避免气栓。⑤置入导丝,注意导丝J形的方向。⑥导丝置入一定深度后(20～30cm),退出穿刺针。⑦用皮肤扩张器和肺动脉导管外鞘扩张皮肤、深筋膜,并置入血管,多数情况下需要先用小刀切开皮肤。⑧拔出皮肤扩张器,保留肺动脉导管外鞘,回血通畅后连接输液器。⑨沿肺动脉导管外鞘置入导管,接好保护套,连接压力换能器,管道预充。⑩根据压力波形继续置入导管约15～25cm,直到右心房(波形为低平波),气囊充气,缓慢推进导管约25～35cm,直到进入右心室(压力波形示较高的收缩压,而舒张压接近0,振幅较大)。⑪继续推进导管约35～45cm,直到出现肺动脉波形(收缩压无明显变化,舒张压升高)。继续推进导管,直到充气时出现楔压波形,放气时呈现肺动脉压波形。⑫固定导管,并用保护膜封闭。⑬连接CO测量系统或连接连续测量系统(图2－2～图2－3)。

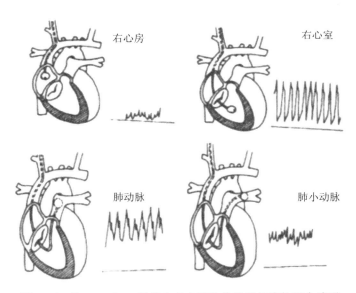

图2－2 Swan－Ganz导管在各心腔的位置及相应的压力波形

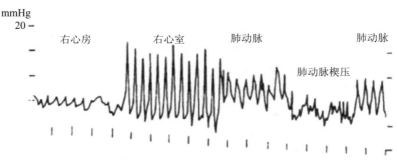

图 2—3　连续的 Swan—Ganz 导管压力波形

4.注意事项　①插管时注意无菌操作。②如果出现一般的心律失常(如单个的室性早搏),可暂停操作,心律失常多可自动消失;如果出现严重的心律失常,则马上退出导管直到上腔静脉并迅速处理,可静脉注射利多卡因或胺碘酮。③气囊在心内时保持充气状态,避免温度探头对心内膜的刺激;当导管位于血管内时,则保持在放气状态,减少对血流的影响。

(二)心排血量监测

心排血量是反映心泵功能的重要指标,受心率、心肌收缩力和前后负荷的影响,不仅反映整个循环系统的状况,还可以计算出有关的血流动力学参数指标,指导对心血管系统异常情况进行治疗,包括正性肌力药物、扩血管药物的应用以及液体治疗等。临床上常用的监测方法可分为有创监测和无创监测两大类,前者有通过 Swan—Ganz 导管的温度稀释法、连续测量的热稀释法、通过外周动脉的 PiCCO 法,后者主要有通过体表的阻抗法、经食道超声测过法、Dopplor 法。

1.温度稀释法　通过 Swan—Ganz 导管,将冰盐水从导管的中心静脉通路快速注入,冰盐水被血流稀释,由导管头端的温度传感器监测出温度,根据注射盐水的量、温度以及导管的常数。可计算出心排血量,进一步计算其他血流动力学参数。此方法有较大的误差,一般需要测量 3~4 次,取平均值。

2.连续测量的热稀释法　Edwards 公司研制出一种特制的带有加温系统的 Swan—Ganz 导管,可通过专用的仪器加热位于导管头部的电热丝,由热敏电阻测出温度随血流的变化情况,根据温度—时间曲线计算出心排血量。由于加热是间断进行的,每 30s 一次,每 3~5min 更新一次数据,因此,监测可认为是连续进行的。

3.PiCCO 法　临床上应用 PiCCO 仪,连接从股动脉插入的特殊导管,通过计算压力—时间曲线下面积而获得心排血量的值。测量之前要进行定标,需要从中心静脉注入冰盐水,由从股动脉插入的特殊导管得到热稀释的波形,计算出标准值。以后的测量以此为标准,根据公式计算得出心排血量及其他参数。目前有专用的 PiCCO 仪进行,也可作为综合监护仪的一个功能模块进行监测。

4.阻抗法　即心血流阻抗图(impedance cardiogram,ICG),是利用心动周期与胸部电阻抗的变化来测定左心室收缩间期(systolic time interval)和计算出每搏量,然后再计算出其他的参数。现在可利用 8 个电极安置在胸部的不同位置,连续显示心排血量。ICG 法是无创监测,操作简单,安全。但由于原理的限制,并不适合在麻醉和手术中应用。

5.超声心动图监测 可通过普通的超声心动图机器监测,还有专门用于围手术期监测的食道超声用于监测心排血量以及其他项目。经胸超声心动图一般不适合手术中应用。

6.Doppler法 利用Doppler原理测定通过主动脉的血流而测定心排血量,临床上主要是通过经食管插入特制的探头测定心排血量。每一次测量需测定升主动脉的横截面积(S_{AO})、射血间期(T_{ei})及其流速,计算平均流速(V_{avg}),测量之前需要确认超声传感器位置准确。

$$CO=SAO\times HR\times T_{ei}\times V_{avg}$$

Doppler法应用范围广泛,创伤小,可术中应用,但容易受到电刀的干扰,尤其是心外科手术中,在主动脉插管之后常常不能及时反映心排血量。

(三)血流动力学监测常用的计算公式

1.心排血指数(card iacindex,CI)

$$CI=CO\div BSA$$

其中,CO为心排血量,BSA为体表面积。心排血指数正常值:2.5~4.0L/min。

2.每搏量(stroke volume,SV)及每搏指数(stroke index,SI)

$$SV=CO\div HR$$

$$SI=SV\div BAS$$

每搏量正常值:60~90mL/次,每搏指数正常值:40~60mL/m²。

3.左室每搏功及指数(left ventricular stork work & index,LVSW,LVSWI)

$$LVSW=1.36\times(MBP-PCWP)\times SV$$

$$LVSWI=1.36\times(MBP-PCWP)\times SI$$

左室每搏功正常值:60~90g/m;左室每搏功指数为40~60g/(m·m²)。

4.右室每搏功及指数(right ventricular stork work & index,RVSW,RVSWI)

$$RVSW=1.36\times(MPA-CVP)\times SV$$

$$RVSWI=1.36\times(MPA-CVP)\times SI$$

右室每搏功正常值:8~15g/m;右室每搏功指数为5~10g/(m·m²)。

5.周身血管阻力及指数(system vascular resistance & index,SVR,SVRI)

$$SVR=[MBP-RAP(CVP)]\div CO$$

$$SVRI=[MBP-RAP(CVP)]\div CO\div BSA$$

周身血管阻力正常值:SVR 90~160 kPa/(s·L),900~1600 dyne/(s·cm⁵)。

6.肺血管阻力及指数(pulmonary vascular resistance & index,PVR,PVRI)

$$PVR=(MPBP-PCWP)\div CO$$

$$PVRI=(MPBP-PCWP)\div CO\div BSA$$

肺血管阻力的正常值:PVR 5~15 kPa/(s·L),50~150 dyne/(s·cm⁵)。

(四)舒张末期容量(end-diastolic volume,EDV)及射血分数(ejection fraction,EF)监测

利用特制的Swan-Ganz导管,将ECG信号输入Edwards CCO监护仪器,该仪器可测

量出 CO,计算出 EDV 及 EF,并能够随着 CO 及 ECG 的变化不断更新,可实时反映心室舒张末容积以及射血分数情况,对临床工作具有一定的指导意义。

五、氧合监测

人体的氧供需平衡可通过混合静脉血氧饱和度(SvO_2)、氧供(DO_2)、氧耗(VO_2)和血乳酸含量的测定来进行监测。

（一）混合静脉血氧饱和度(SvO_2)监测

混合静脉血氧饱和度是指肺小动脉内即将进行气体交换的血氧饱和度,它反映了全身组织器官代谢后静脉内血氧的情况,可反映人体的氧供需平衡情况。

混合静脉血氧饱和度(SvO_2)的变化决定于心排血量、动脉氧饱和度、血红蛋白以及机体的耗氧情况。引起 SvO_2 变化的常见原因见表2-4。

表2-4 引起混合静脉血氧饱和度(SvO_2)变化的常见原因

SvO_2	机制	原因
80%~90%	氧供增加	心排血量增加,吸入氧浓度高
	氧耗减少	低体温,麻醉状态,应用肌松药,严重感染
60%以下	氧供减少	贫血,心排血量降低,低氧血症,通气不足,窒息,分流(肺内),肺水肿,心内右向左分流
	氧耗增加	高热,寒战,抽搐,疼痛,剧烈活动

混合静脉血氧饱和度监测最常规的方法是通过 Swan-Ganz 导管抽取肺动脉的血液进行血气分析。现在有一种特制的多腔导管,通过红外线的方法,直接在肺动脉内测量 SvO_2,插管前和运行中分别需要在体外(in vitro)和体内(in vivo)进行定标,可连续监测混合静脉血氧饱和度。在实际的工作中,还可以通过插入较深的普通中心静脉导管(进入右心房)抽血测量,同正规的混合静脉血氧饱和度有较好的相关性。

手术中进行混合静脉血氧饱和度监测可有助于早期发现各种意外事件如出血、低血容量、心肌梗死、吸入氧浓度过低,也可以通过混合静脉血氧饱和度监测来评估血管活性药物的治疗效果,在 ICU 应用混合静脉血氧饱和度监测还可指导呼吸衰竭、ARDS 和肺水肿患者的治疗。

混合静脉血氧饱和度只是反映全身的氧代谢情况。如果需要监测每一个重要器官的氧代谢,则需要在该器官的主要引流静脉内取血测量或将测量探头插入该静脉,如颈内静脉、冠状窦、肝静脉。

（二）氧供(delivery of oxygen,DO_2)与氧耗(VO_2)监测

利用 Swan-Ganz 导管技术,可很容易计算：

$DO_2 = CO \times CaO_2$

$DO_2 = CO \times Hb \times 1.34 \times SaO_2$

$VO_2 = CO \times Ca - vO_2$

$VO_2 = CO \times Hb \times 1.34 \times (SaO_2 - SvO_2)$

$Ca - vO_2$ 为动静脉氧差，SvO_2 为混合静脉血氧饱和度。

正常值：DO_2 580～700mL/(min·m²)，VO_2 110～130mL/(min·m²)。

氧供代表心脏给外周循环输送的氧量。它受 4 个因素影响：血红蛋白、心排血量、动脉氧饱和度、动脉氧含量。在增加氧供的方法中，提高血红蛋白浓度是最直接的方法，但血红蛋白过高可导致血黏度增高，反而使组织灌注受到影响，一般维持 Hb 100g/L，HCT 0.30 左右为最佳，所以，在 Hb 和 HCT 维持在理想的状态时，增加心排血量成为增加氧供的主要途径。氧耗代表了机体对氧的总需求，在生理情况下，两者是匹配的，如在运动的情况下，氧耗增加，机体将通过增加心排血量的方法增加氧供，主要是增加心率来提高心排血量，同时可增加氧摄取率。但是，当氧供显著减少时，机体氧耗将减少，是处于乏氧状态，即"氧供依赖性氧耗"。此时，机体会出现无氧代谢来提供能量，而无氧代谢将产生乳酸等酸性物质，使得血乳酸监测成为氧代谢监测的另外一个方面。

当出现氧供依赖性氧耗时，必须进行处理。

在通常的临床实践中，监测氧供与氧耗以及二者之间的关系，可了解组织灌流和氧合情况，指导临床治疗和评价疗效。为了提高氧供，常用的办法有：提高血红蛋白浓度，纠正贫血；纠正低氧血症，增加动脉血的氧含量；补充血容量，增加心排血指数；应用正性肌力药物，增加心排血量；改善微循环，减少组织分流。

六、经食管超声心动图检查监测

经食管超声心动图（transesophageal echocardiography，TEE）于 1976 年由美国的 Frazin 首先报道。与经胸壁超声心动图（transthoracic echocardiography，TTE）相比，TEE 具有下列优点：①离胸壁较深远的结构（如心房和大血管）可得到更清晰的图像。②可不影响心血管手术的进行而连续监测。③TEE 因角度不同能更容易看到一些重要结构，如心耳、肺静脉、全部房间隔、胸主动脉、左冠状动脉以及心脏瓣膜的活动状态等。④食管和心脏之间无肺组织，可用更高频率的探头。在麻醉中，TEE 主要用于监测和诊断。TEE 被引入临床麻醉后除了使麻醉医师能有效准确地监测心脏功能、心室容量和心肌缺血等外，更重要的是将对疾病和手术效果的部分诊断工作交付予麻醉医师，从而使麻醉学有了新的内涵。因此，开展这项工作无疑对麻醉学的发展具有重要的意义。

TEE 的应用有以下几方面：

1. 心肌缺血　传统上，术中心肌缺血主要用心电图（ECG）来诊断。近年来的研究表明，TEE 比 ECG 更为敏感和准确。为监测心肌缺血，一般将食管探头放在左心室的中乳头肌水平用短轴观察左室壁的运动。该水平能观察到所有 3 个大冠状动脉的供血区域，故对诊断心肌缺血极为敏感。在 TEE 监测下，室壁运动可分为正常（normal）、运动减弱（hypokinetic）、不运动（akinetic）和反常运动（dyskinetic）。在心肌缺血时，上述 3 种异常一般称为室壁节段性运动异常（segmental wall motionabnormalities，SWMA）。

2. 感染性心内膜炎和赘生物　和 TTE 相比，TEE 诊断感染性心内膜炎有图像清楚、更易发现小的赘生物等优点，这对防止手术操作中出现重要器官栓塞极为重要。

3. 检查血流栓子　TTE 因受肥胖和慢性阻塞性肺部疾病（COPD）等限制，对心房和心耳内的栓子远不如使用 TEE 看得清楚。气栓的监测十分重要,特别是对存在左向右分流的患者。

4. 瓣膜功能 TEE 和 TTE 相反,TEE 的超声波束是先到心房再到心室,所以诊断房室瓣反流时图像清楚且不受人造瓣膜的影响。除对瓣膜关闭不全可行定性和半定量诊断外,TEE 还用于诊断瓣膜上的赘生物、换瓣术后的瓣周漏和瓣环脓肿。有人还认为 TEE 测量主动脉瓣口面积比 TTE 和心导管更准确。

5. 主动脉病变 通过 TEE 可以看到主动脉根部、部分升主动脉和全部胸降主动脉,能准确诊断主动脉内膜剥脱、破裂和主动脉中断。

6. 心排血量 通过心电图判断心脏机械收缩的时相,TEE 可测定主动脉瓣环口的面积及瓣口的血流速度,测定每搏量,计算心排血量。还可以通过 M 型超声测定心脏最小径和最大径,通过公式计算心排血量。

7. 心脏功能实时监测 TEE 可很容易地测定射血分数(EF)等其他心功能的参数,从而对心脏功能进行连续实时监测。在心脏手术前后,比较各种心功能参数值可了解体外循环手术中对心脏保护情况,在急性心肌梗死患者紧急 CABG 术中观察梗死心肌在血流恢复后的收缩情况,对指导术后治疗有很大的指导意义。

除上述已被证实的用途外,TEE 还可在心血管手术中用于诊断胸腔积液、肺不张,确定 IABP 气囊的位置、心室辅助装置插管的位置和引流量的大小、股静脉插管行 CPB 时插管头的位置,以及肥厚性梗阻性心肌病术中帮助外科医师确定应该被切除心肌的部位和厚度,还可以帮助手术医师了解心内直视手术后心腔排气情况,避免气栓的发生。

TEE 监测的适应证很广泛,在发达国家的许多心脏中心,TEE 已成为心血管麻醉的常规监测,但 TEE 还不是一个绝对的无创监测手段。TEE 探头的置放可能导致食管穿孔、暂时性的声带麻痹(和气管插管一起挤压声带)、心律失常和喉痛。

TEE 的绝对禁忌证为食道狭窄、食道近期曾进行过手术以及食道损伤及肿瘤患者。TEE 监测的相对禁忌证有:既往进行过食道和胃手术、曾进行过纵隔放射性治疗,食道裂孔疝、食管憩室、食管胃底静脉曲张以及口咽部损伤。有胃肠道疾病患者应该慎用 TEE 监测。目前 TEE 监测仍需要超声医师进行或在其指导下进行。

七、凝血功能监测

凝血功能监测也是临床重要的监测内容。由于手术、麻醉、出血、输血等多方面的影响,手术中很容易出现凝血功能障碍,因此,对此方面的监测要引起足够的重视。

(一)围术期凝血功能障碍

围术期发生凝血功能障碍的原因很多,主要原因如下。

1. 患者本身的因素

(1)血小板数量或功能异常:血小板低于 $50 \times 10^9/L$ 时视为手术禁忌;而血小板计数在 $2 \times 10^9/L$ 以下时,就有自发性出血的可能。手术前长期服用潘生丁、阿司匹林、苯海拉明、吲哚美辛类药物可导致血小板功能异常;药物、恶性肿瘤骨转移可导致再障贫血、血小板减少;脾功能亢进、药物过敏可引发血小板减少。

(2)凝血因子缺乏或异常:凝血因子缺乏或异常的各种情况(见表 2—5)。

表2-5　凝血因子缺乏或异常的各种情况

原因	疾病	缺乏的因子
维生素 K 缺乏	阻塞性黄疸、新生儿自然出血征、吸收不良综合征、口服抗凝药等	Ⅱ、Ⅶ、Ⅸ、Ⅹ
肝脏疾病	急性重症肝炎、肝硬化、肝癌、肝叶切除术后	Ⅱ、Ⅶ、Ⅸ、Ⅹ
各种导致 DIC 的疾病和诱因		Ⅱ、Ⅴ、Ⅶ、Ⅷ、Ⅸ、Ⅹ、Ⅺ、Ⅻ
大量输血	输血量超过 2500mL(50%)	Ⅴ、Ⅷ、Ca

(3)肝损害:凝血因子Ⅰ、Ⅱ、Ⅴ、Ⅶ、Ⅸ、Ⅺ、Ⅻ均在肝内合成,肝功能异常可导致这些凝血因子生长障碍。

2.麻醉因素的影响

(1)干扰凝血过程:氟烷、N_2O 可影响血小板的聚集作用,使出血时间延长,体外循环时的低温、肝素抗凝等均增加术区渗血。

(2)末梢血管扩张:手术期间的呼吸道梗阻、CO_2 蓄积、缺氧继发代谢性酸中毒均可使血管反应性减弱,术区渗血增多。

(3)动/静脉压升高:术中麻醉过浅呛咳、胸内腹内压升高,过量补液等均可通过升高动/静脉压导致术区出血量增加。

3.与输血补液有关的异常出血　术中快速输血超过血容量 80% 时,可引起凝血障碍;库存血可因低温,缺乏凝血因子Ⅴ、Ⅷ,缺乏血小板,高含枸橼酸等使血 Ca^{2+} 降低,影响凝血过程的正常进行;另外,术中短时间内输入过量血浆代用品(血定安、贺斯),影响了血小板功能和稀释凝血因子,也会造成异常出血。

4.手术因素的影响

(1)DIC:围术期易诱发 DIC 的因素主要有如下六种。①循环衰竭,见于各类休克、脱水和血液浓缩患者;②大面积创伤、挤压伤;③心脏、大血管、肺、肝、胰腺及前列腺等脏器手术,其中尤以心胸手术为多见;④免疫反应、脏器移植的排异反应、输入不合血型的溶血反应;⑤单核-巨噬细胞系统损害,见于脾切除后;⑥局部血管病变,如巨大血管瘤、动脉瘤等。

(2)原发性纤维蛋白溶解:原发性纤维蛋白溶解的常见诱因有 4 种。①严重创伤;②外科手术,如开胸手术,胰腺、子宫、卵巢和前列腺手术等;③肝硬化、门脉高压;④病理产科,如羊水栓塞、胎盘早期剥离、流产等。

(二)凝血功能监测的项目

1.血常规　包括红细胞(RBC)计数,正常参考值,男($4\sim5.5)\times10^{12}$/L,女($3.5\sim5.0)\times10^{12}$/L;血红蛋白(Hb),正常参考值,男 $120\sim160$g/L,女 $110\sim150$g/L;红细胞压积(HCT),正常参考值,男 $0.41\sim0.51$,女 $0.35\sim0.45$;血小板(PLT)计数,正常参考值($100\sim300)\times10^9$/L。

2.凝血酶原时间(PT)　PT 是反映外源性凝血系统较敏感的方法。正常参考值:$11\sim14.5$s;凝血酶原活动度(A)正常参考值 $80\%\sim120\%$。超过正常对照值 3s 以上为异常。

凝血酶原时间测定的临床意义:PT 测定主要是对凝血因子Ⅱ、Ⅴ、Ⅶ和Ⅹ的过筛试验。其中对Ⅶ因子较敏感,当凝血酶原、Ⅴ、Ⅶ、Ⅹ因子缺陷,纤维蛋白原显著降低及血中抗凝物质增加时,PT 延长。

PT 的国际标准化比值及意义:国际标准化比值(international normalized ratio,INR)指 PT 测定时用国际参考试剂(INP)测定同一样本,得到的 PT 时间标准化报告方式,结果为一定值,命名为 INR,参考值为 0.8~1.2。

$$INR = PTR^{ISI}$$

PTR 为被检测标本 PT/正常对照 PT;ISI 为国际敏感度指数(international sensitivity index)。所谓 INR 即是指不同凝血酶原时间比率的 ISI。

3. 部分活化凝血活酶时间(APTT)　正常参考值 35~52s。

临床意义:APTT 是一种较为敏感的筛选内在凝血系统凝血因子缺陷的方法。除因子 V、Ⅶ外,其余因子缺陷均可使 APTT 延长。但对因子Ⅷ、Ⅸ、Ⅺ、Ⅻ更为敏感。

DIC 高凝期、血栓形成性疾病、血小板增多等可致 APTT 缩短,肝胆系统恶性肿瘤、终末期肝衰等均可影响凝血因子使 APTT 延长(超过正常对照值10s以上)。

4. 血浆凝血酶时间(TT)　将标准凝血酶加入受检血浆,血浆内纤维蛋白在凝血酶的作用下转化为原纤维蛋白,测定凝血时间,凝血酶时间(TT)。正常值为 16~18s,较对照值延长 3s 为异常。

临床意义:血液中肝素增多,抗凝物质、抗凝血酶-Ⅲ(AT-Ⅲ)增多,纤维蛋白原减少,DIC 及晚期肝病均可使血浆凝血酶时间延长。

5. 纤维蛋白溶解时间　正常参考值超过 48h/37℃。

临床意义:当血液中纤溶酶或其激活剂大量增加,可使纤维蛋白溶解加快,表示有纤溶亢进。

6. 纤维蛋白降解产物 FDP 和 D 二聚体(D-Dimer)　测定原理为应用抗纤维蛋白原抗体与受检标本中的抗原产生免疫反应,再加入辣根过氧化酶标记,产生的颜色与标本中 FDP 的含量成比例。正常参考值 FDP<5μg/mL,D-Dimer<0.3μg/mL。

(三)凝血弹性描记仪(thrombelastography,TEG)

凝血弹性描记仪是一种从整个动态过程来监测凝血全过程的分析仪,能实时监测凝血形成的时间、速率及血块形成的硬度、稳定性及纤溶过程血液性状的改变。TEG 可指导临床医生有效使用各种血液制品及凝血药物。TEG 也可动态监测凝血功能紊乱治疗后的疗效。

1. TEG 的图形分析(见图 2-4)。

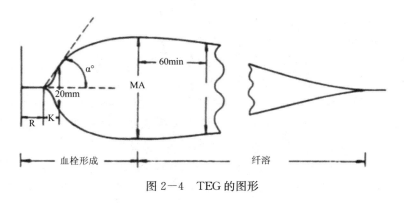

图 2-4　TEG 的图形

R 为反应时间,指从样本放入小杯至 TEG 描记幅度达 2mm 的时间。代表纤维蛋白形成的时间。正常值范围 6~8min。

K 为血块形成时间,指从 R 时间后至描记幅度达 20mm 的时间。代表纤维蛋白形成和交叉连接至血栓形成后获得固定的弹性黏度所需时间。正常范围 3~6min。它受内源性凝血因子活性、纤维蛋白和血小板的影响。

α 为 TEG 扫描图中从 a~k 值形成的斜角。它表示固态血栓形成的速度。正常范围 50°~60°。角度减小见于低纤维蛋白血症和血小板减少。

MA 为最大振幅,为 TEG 描记图上的最大宽幅度。反映纤维蛋白血栓形成的绝对强度。正常范围 50~60mm。它直接反映纤维蛋白和血小板的最大动力性质,血小板质或量的异常都会影响到 MA 值。

A60 为扫描图上 MA 波幅后 60min 的幅度。用于测量凝血栓的溶解或退缩。正常范围 =MA-5mm。

CLI(血栓溶解指数)=(A60/MA)×100%,正常值>85%,反映由于血栓溶解导致血凝块完整性的消失。

2. TEG 的意义 TEG 能完整地监测从凝血开始至血凝块形成及稳定的全过程;而常规实验室检查只能通过离体血浆了解凝血连锁反应中的一部分。TEG 与传统凝血试验间有一定的相关性,在对凝血功能异常的原因判定上更敏感、直观。

3. TEG 对临床治疗的指导 见表 2-6。

表 2-6 TEG 对临床治疗的指导

TEG 参数	临床分析	治疗建议
8<CR<10min	凝血因子轻度缺乏	新鲜冰冻血浆 4mL/kg
11<R<14min	凝血因子中度缺乏	新鲜冰冻血浆 8mL/kg
R>14min	凝血因子重度缺乏	新鲜冰冻血浆 16mL/kg
49mm<MA<50mm	血小板功能轻度减退	
41mm<MA<48mm	血小板功能中度减退	血小板 5 单位
MA<40mm	血小板功能重度减退	血小板 10 单位
α<45°	纤维蛋白原水平降低	0.6U/kg 纤维蛋白原

第三章　围手术期麻醉用药

第一节　麻醉用药总则

一、合理用药

麻醉或治疗用药必须掌握"合理用药"原则,即必须根据药理特性进行"对症用药"和"因人施治",以期获得最佳的麻醉或治疗效果和最大的安全性。

制订麻醉或药物治疗方案,既要选择最佳的药物,也要选定制剂、给药途径、用药剂量、给药间隔时间和疗程,还必须观察用药后的反应。有条件时还需进行血药浓度监测,以随时指导调整用药方案。

二、麻醉或治疗药物的选择原则

1.充分发挥药物的麻醉或治疗作用,尽量避免药物不良反应。

2.联合用药时,应注意药物之间的相互作用,对机体有利者用之,对机体不利者应尽量避免。

3.严格掌握药物本身存在的适应证、禁忌证与不良反应。

三、剂量的掌握原则

1.正常成人的剂量一般无大的差别。对小儿、老人及危重患者用药则需区别对待。

2.小儿剂量一般应按体重计算,但有些麻醉药物对于婴幼儿可能特别敏感,故需根据特殊要求调整剂量,不应常规用药。

3.老人 65 岁以上者,约 75% 存在自然生理衰老现象,往往不能很好耐受麻醉药物。剂量必须偏小,一般至少减 1/3,甚至 1/2,以策安全。

4.病情和病理因素是决定剂量的重点考虑因素,例如休克刚纠正的患者硬膜外麻醉的局麻药剂量必须减小 1/3～1/2,甲状腺机能亢进患者必须避用肾上腺素以防诱发甲亢危象。

四、给药途径

1.口服　简单、易行,但其吸收速度较慢,用药效果也不一致。一般不适用于麻醉、昏迷、抽搐、呕吐、婴幼儿和精神病患者。

2.注射　可迅速达到有效血药浓度,静脉注射尤其如此。更适用于急症、危重患者,但剂量需减少。

3.直肠　吸收过程不受肝首过效应影响,但需要一定的技术条件,一般仅适用于婴幼儿。

4.吸入　适用于挥发性液体或气体麻醉药,需要专门设备和技术。某些治疗药物可雾化成微粒固体或液体,经呼吸道吸入,其效果的发挥也很迅速。

5.局部黏膜表面用药　如局麻药滴眼、喷喉及气管、敷伤口、搽皮肤等,发挥药物的局部效应。

五、给药间隔时间

根据药代学规律,按药物半衰期为给药间隔时间,以恒速恒量给药,一般经过5~6个半衰期后,即可达到稳态血药浓度水平。为维持一定的麻醉深度,或需减浅麻醉深度,可通过调节给药剂量和给药间隔时间来保持或降低此种稳态血药浓度。一般缩短给药间隔时间可增高血药浓度;延长间隔时间,可降低血液药浓度。

六、血药浓度监测

患者对麻醉药物常存在个体差异或敏感性不同,在制订与实施给药方案后,还必须严密观察麻醉或治疗效果,及其毒副反应。特别对病情危重,或安全范围较小的药物,以及长时间用药时,需定时监测血药浓度,然后按照药代学规律,调整原订的给药方案。

第二节　局部麻醉药

根据化学结构不同,局麻药可分两大类:①酯类局麻药,具有亲酯疏水特性,常用的有普鲁卡因、地卡因、氯普鲁卡因。②酰胺类局麻药,具有亲水疏酯特性,常用的有利多卡因、布比卡因、罗哌卡因。

一、普鲁卡因

普鲁卡因为人工合成的短效酯类局麻药。

1.作用特点

(1)麻醉强度较低,作用时效较短。注入组织后1~3min出现麻醉作用,一般维持45~60min,镇痛作用往往突然消失,于短时间内由无痛转为剧痛。

(2)穿透黏膜能力很弱,不能产生表面麻醉作用。

(3)普鲁卡因静脉用药,有中枢性镇静和镇痛作用,表现嗜睡和痛阈增高,但必须在全麻药静脉诱导的基础上,才允许静脉用药以产生全身麻醉的维持作用。以普鲁卡因1mg/(kg·min)的速度静脉滴注30min,可使普鲁卡因达到稳态血药浓度水平。

(4)有奎尼丁样抗心律失常作用,但因中枢神经系统毒性和生物转化过快,不适于作为抗心律失常药。

2.临床应用　普鲁卡因的浓度越高,被吸收的速度越快,毒性越大。因此,临床上应采用其最低有效浓度。此外,浓度越高(如神经阻滞超过5%,脊髓麻醉超过10%),可引起局部神经损伤而并发神经炎、神经坏死,术后表现感觉迟钝和肢体无力,甚至瘫痪。

(1)局部浸润麻醉:0.25%~1.0%溶液均可;神经阻滞麻醉可用1.5%~2.0%溶液,一次最大量为1g。

(2)蛛网膜下隙阻滞麻醉:3%~5%溶液,一般剂量为150mg起效时间1~5min;作用时效45~60min。

(3)静脉复合麻醉:1%溶液静脉持续滴注,必须先在其他全麻药诱导抑制大脑皮层以后,才允许静脉滴注,绝对禁止在清醒状态下直接静脉用药。总用量一般不受限制。

(4)一般不用于表面麻醉或硬膜外阻滞麻醉,因其麻醉效能很差。

二、地卡因

地卡因(丁卡因)为酯类长效局麻药,麻醉强度大,为普鲁卡因的16倍,麻醉维持时间长,但起效慢,穿透性强,表面麻醉效果好,与神经组织结合迅速、牢固。

1. 作用特点

(1)对周围神经细胞的作用与普鲁卡因相同;对中枢产生明显抑制,严禁静脉用药。

(2)抑制心肌收缩力强,心脏毒性大,严重时引起泵功能衰竭、室颤或心搏停止。

(3)对血管平滑肌产生直接松弛作用。

(4)在体内主要由血浆胆碱酯酶水解,速度较慢;部分地卡因经胆管至肠道,再被吸收至血液而进行水解,代谢产物经尿排出。

2. 临床应用

(1)表面麻醉:眼,0.5%~1%溶液滴眼;鼻、咽喉、气管,1%~2%溶液喷雾;尿道,0.1%~0.5%溶液,尿道灌注。表麻一次最大量,成人不超过40~60mg,潜伏期1~3min,维持。

(2)神经阻滞麻醉:常用0.15%~0.3%溶液,一次最大量成人50~75mg,潜伏期15min,维持2~5h。如果配制成0.2%地卡因、1%利多卡因混合液,起效加快,毒性反应率下降,而时效仍保持较长。

(3)蛛网膜下隙阻滞麻醉:常用0.3%~0.5%溶液,成人用量为7~12mg。潜伏期15min,维持1.5~2h。

(4)硬膜外阻滞麻醉:常用0.25%~0.3%溶液,成人一次最大量75~90mg,潜伏期15~20min,维持1.5~3h。

(5)禁用于局部浸润麻醉、静脉注射或静脉滴注。

三、氯普鲁卡因

氯普鲁卡因与普鲁卡因相似。在血内水解速度较普鲁卡因快4倍,因此毒性低,起效快,只需6~12min,维持30~60min。盐酸氯普鲁卡因不适于表面麻醉。1%溶液用于局部浸润麻醉,一次最大剂量800~1000mg,加用肾上腺素后时效可达70~80min。2%~3%溶液适用于硬膜外阻滞或其他神经阻滞,具有代谢快,胎儿和新生儿血内浓度低的优点,适用于产科麻醉。特别注意的是,氯普鲁卡因溶液的pH为3.3,若不慎将大量的氯普鲁卡因注入蛛网膜下隙,有可能引起严重的神经并发症。

四、利多卡因

利多卡因为酰胺类中效局麻药,水溶液性能稳定,耐高压灭菌,可较长时间贮存。

1. 作用特点

(1)麻醉效能强,起效快,扩散渗透性强。

(2)经吸收入血或静脉给药,有明显的中枢抑制作用。血药浓度较低时表现镇静、思睡,痛阈提高,并抑制咳嗽反射。

(3)在全麻药静脉诱导的基础上,允许静脉滴注利多卡因以施行全身维持麻醉,但血药浓度超过 5mg/mL 时可出现中毒症状,甚至惊厥。

(4)具有迅速而可靠的抗室性心律失常功效,治疗剂量时对房室传导和心肌收缩性无明显影响,但血药浓度高时可引起心脏传导速度减慢,出现房室传导阻滞和心肌收缩力减弱,心排血量下降。

2. 临床应用

(1)表面麻醉:4%溶液(幼儿用 2%溶液)喷雾口、咽喉、气管内黏膜,一次最大量 200mg,起效时间为 5min,维持 15～30min。

(2)局部浸润麻醉:0.5%～1.0%溶液,成人一次最大量 200mg。

(3)神经阻滞麻醉:1%～2.0%溶液,成人一次最大量 350～400mg。

(4)硬膜外阻滞麻醉:1.5%～2.0%溶液,成人一次最大量 400mg,起效时间 5min,作用高峰时间 15～20min,运动神经麻痹时间 45～60min,完全消退时间 90～120min。利多卡因中加用 1：20 万肾上腺素,可延长作用持续时间。

(5)治疗室性心律失常:2%溶液 1～2mg/kg 单次静脉缓慢注射;或先给负荷量 1～2mg/kg 静脉缓慢注射,再继以 45～50mg/min 静脉持续滴注。原有室内传导阻滞者慎用,完全性房室传导阻滞者禁用。

五、布比卡因

布比卡因为酰胺类长效局麻药,水溶液稳定,耐重复高压灭菌。

1. 作用特点

(1)麻醉效能强,起效时间较长,作用持续时间也长。

(2)对感觉、运动神经的阻滞效果与药物浓度有关:①0.125%～0.25%溶液,仅阻滞感觉神经,无运动神经阻滞功效。②0.5%～0.75%溶液,运动神经阻滞效果良好。

(3)其毒性与地卡因相似,逾量或误注血管可引起严重毒性反应,引起循环衰竭和惊厥,以心脏毒性症状出现较早,其循环衰竭和严重室性心律失常症状往往与惊厥同时或先后出现,复苏较困难。因此,必须严格掌握用药剂量,成人一次或 4h 内用量不能超过 150mg;使用较高浓度时,溶液中宜加用 1：20 万肾上腺素,可减缓吸收速度。

2. 临床应用

(1)禁用作局部浸润麻醉。

(2)神经阻滞麻醉:0.25%～0.5%溶液,一次最大量200mg。

(3)硬膜外阻滞麻醉:0.5%～0.75%溶液。0.75%溶液的肌松效果较好。起效时间5～7min,作用高峰时间15～25min,持续时间3～5h。

(4)蛛网膜下隙阻滞麻醉:可用轻比重(0.125%～0.25%)、等比重(0.5%～0.75%)或重比重(0.5%～0.75%加10%葡萄糖液)溶液;剂量10～15mg,不超过20mg,起效时间3～5min,持续时间3～4h,下肢可达5～6h。

(5)术后镇痛或分娩镇痛:0.125%～0.25%溶液硬膜外腔注射,现多采用PCEA。

六、罗哌卡因

1.作用特点　罗哌卡因是一种新型长效酰胺类局麻药。可能通过升高神经动作电位的阈值,延缓神经冲动的扩布,降低动作电位升高的速度,发挥阻断神经冲动的产生和传导的作用。麻醉作用的产生与神经纤维的轴径、髓鞘形成和传导速度有关。罗哌卡因脂溶性大于利多卡因小于布比卡因,神经阻滞效能大于利多卡因小于布比卡因,对心脏兴奋和传导抑制弱于布比卡因。利多卡因、布比卡因和罗哌卡因致惊厥量之比为5:1:2;致死量之比约为9:1:2。临床上1%罗哌卡因与0.75%布比卡因在起效时间和运动神经阻滞的时效没有显著差异。

2.临床应用

(1)外科手术麻醉:神经阻滞麻醉和硬膜外麻醉(包括剖宫产术硬膜外麻醉);局部浸润麻醉。常用浓度为0.5%～1.0%。

(2)急性疼痛控制:用于术后或分娩镇痛,可采用持续硬膜外输注,也可间歇性用药。常用浓度为0.2%～0.5%。

3.禁忌证

(1)对酰胺类局麻药过敏者禁用。

(2)严重肝病患者慎用。

(3)低血压和心动过缓患者慎用。

(4)慢性肾功能不全伴有酸中毒及低血浆蛋白患者慎用。

(5)年老或伴其他严重疾病需施用区域麻醉的患者,在施行麻醉前应尽力改善患者状况,并适当调整剂量。

七、局麻药不良反应

1.中毒反应　单位时间内血液中局麻药浓度超过机体耐受阈值时,可出现一系列严重的全身症状,即为局麻药中毒反应。

(1)临床表现:①兴奋型,突然表现精神紧张、多语、定向力障碍;呼吸急促;心率增快、血压升高;肌肉震颤,可发展为阵发性抽搐;因持续强烈抽搐可导致缺氧而呼吸心搏骤停。②抑制型,多发生于老年、体弱患者(因局麻药耐受阈值低),或局麻药误入血管而引起,表现嗜睡或神志消失,呼吸浅慢或暂停,脉搏徐缓,血压下降。也可突发呼吸循环骤停。此型较少见,但易被误诊。

(2)诱因:单位时间内用药量过大,或意外误注血管内,是局麻药中毒的主要诱因,但也与下列因素有密切关系。①局麻药的强度越大,毒性越大,惊厥症状的出现越早。②在血管丰富部位用药,与血管稀少部位用药,两者的血药浓度差异很大,中毒反应率差异很大。③局麻药中加用低浓度肾上腺素,吸收入血的速度明显减缓,中毒反应率降低。但肾上腺素用量过大或吸收过快,同样会出现与局麻药毒性反应难以鉴别的"肾上腺素反应"。因此,强调肾上腺素浓度不超过 1:200000。④血 pH 值下降,或 $PaCO_2$ 上升,血液趋于酸性,致惊阈值降低,较易发生惊厥。⑤患者机体状态差、肝功能衰竭、心衰或维生素 C 缺乏等,可影响局麻药的分布和代谢,局麻药的毒性反应发生率增高。

(3)预防:①选用最低有效浓度局麻药,减少用药总量。②严防血管内误注,注药前常规作抽吸试验。③局麻药加用适量肾上腺素以延缓吸收速度,降低单位时间内血药浓度的骤升。④长效和短效局麻药混合使用时,局麻药毒性反应率可显著降低。⑤术前药常规使用安定类或巴比妥类药物,可提高局麻药致惊阈值,预防毒性反应。⑥纠正患者的全身状况,局麻药毒性反应率可减少。

(4)治疗:①警惕局麻药毒性反应,及时发现,尽早处理,多能治愈。出现毒性反应早期症状(兴奋、多语)时,首先立即停止用药,保证呼吸道通畅,面罩吸入高浓度氧,一般在纠正低氧状态后,往往可得到迅速缓解。②出现惊厥时,不可慌张,首先用面罩人工呼吸;同时静脉注射硫喷妥钠 1~2mg/kg 或安定 0.1~0.2mg/kg,一般均可有效制止惊厥,然后继续维持氧治疗。如不能控制,可在给予硫喷妥钠基础上静脉注射琥珀胆碱,行气管插管控制呼吸。③并存循环抑制者,应加快静脉输液,并适当应用麻黄碱、多巴胺等药物以维持循环稳定。

2.高敏反应　个别患者对局麻药的耐受力特低,仅使用小剂量即出现严重中毒反应,称为"高敏反应",事先一般很难预测,表现急剧,常突发晕厥、呼吸抑制和循环衰竭。其发生常与患者病理生理状况如高热、脱水和酸中毒等有关。掌握最小用药量,采用最小有效浓度药液,高敏反应发生率可降低。

3.特异质反应　使用极微量局麻药即出现严重毒性反应,表现循环衰竭、心跳停止,虽极为罕见,但确实存在,往往在首次用药时即可发生,并非变态反应(过敏),因不存在致敏过程。此为特异质反应。

4.类过敏反应

(1)患者曾用过某种局麻药,并无不良反应,而于再次使用该局麻药时,却出现"过敏"样体征,轻者表现皮肤红斑疹或荨麻疹,重者出现血管神经性水肿,如呼吸道黏膜水肿、支气管痉挛、呼吸困难甚至肺水肿和血压下降。此类反应称为"类过敏反应",可能与局麻药直接促进肥大细胞和嗜碱粒细胞释放组胺有关。

(2)一旦发生,按毒性反应处理,并尽早使用大剂量激素和抗组胺类药。

(3)由于局麻药都为化学制品,其成分中既不含抗原,也无半抗原,故无法在体内构成"抗原抗体变态反应",因此真正的局麻药"过敏"反应可能不存在,而临床上往往将较为常见的局麻药毒性反应或"肾上腺素反应",错误地诊断为局麻药"过敏"反应。

(4)如果患者对酯类局麻药过敏,应换用罕见过敏反应的酰胺类局麻药。

第三节　全身麻醉药

一、吸入麻醉药

1. 恩氟烷　无色透明挥发性液体,味略芳香,分子量 184.5;沸点 56.5℃。一般不燃烧、爆炸。血/气分配系数 1.91;脑/气分配系数 1.45。麻醉有效浓度:诱导期 2%～5%;维持期 1.5%～3.0%。MAC 在吸 O_2 时 1.68 vol%;吸 N_2O 时 0.57 vol%。动脉有效血药浓度为 100～250mg/L。

(1)药理特性:①麻醉效能高,诱导和苏醒都较快。②对中枢神经系统的抑制与剂量相关。吸入较高浓度(3%～3.5%)时,脑电图可见惊厥性棘波,有时伴面颈、四肢肌肉阵挛性抽搐,此为麻醉过深的特征;过度通气导致 $PaCO_2$ 降低时更易出现,但发作较短暂。在保持血压不变的情况下,脑血管扩张,脑血流量增加,颅内压增高,但耗氧量减少。若血压过低,则脑血流量减少。③镇痛良好,肌松满意。与非去极化肌松药有协同作用,肌松药剂量可显著减少。停吸后,其肌松作用迅速消失,故用于重症肌无力患者有突出的优点。④对循环系统产生抑制,其程度与吸入浓度有关。吸入高浓度时,直接抑制心肌,同时扩张外周血管,可致血压下降,其下降程度与麻醉深度呈平行关系。利用此点可作为判断恩氟烷麻醉深浅的标志。心率通常增快,但很少引起心律失常。恩氟烷不增加心肌对儿茶酚胺的敏感性,故适用于嗜铬细胞瘤患者,麻醉中也可并用低浓度肾上腺素。⑤对呼吸道无明显刺激,不增加气道分泌,可扩张支气管。对呼吸中枢的抑制较其他吸入全麻药为强。⑥抑制肠胃道蠕动和腺体分泌,但麻醉后恶心、呕吐少。⑦对子宫平滑肌有一定的抑制作用,深麻醉使分娩期或剖宫产的出血增加。⑧降低眼压,适用于眼科手术。⑨对皮质醇、胰岛素、ACTH、ADH 及血糖均无影响,适用于糖尿病患者。

(2)禁忌证:癫痫、颅内高压患者不宜使用。

(3)不良反应:①深麻醉抑制呼吸循环功能,故应控制吸入浓度,谨防麻醉过深。②惊厥,需避免深麻醉,不宜过度通气,以防 $PaCO_2$ 下降。③肝损害,目前的看法尚不一致,发生率很低,不超过 1/25000,其诱因不明。④肾损害,恩氟烷可轻度抑制肾功能,但多于停药 2h 内迅速恢复。对于原有肾疾病的患者可能致血清氟化物升高,出现暂时性肾功能损害,甚至无尿。因此,对严重肾功能不全者以不用恩氟烷为妥。

2. 异氟烷　无色透明挥发性液体,分子量 184.5;沸点 48.5℃;微有刺激味;化学性质非常稳定,不燃烧、不爆炸,理化性质接近理想。血气分配系数 1.4(属最低的一种,故麻醉深度容易调节);脑/气分配系数 2.6。麻醉有效浓度:诱导期 1%～4%;维持期 0.8%～2%。MAC 在吸 O_2 时为 1.15%;吸 70%N_2O 时为 0.5%。动脉有效血浓度为 100～300mg/L。

(1)药理特性:基本与恩氟烷者相似,不同点有 10 个方面。①在任何麻醉深度时,其抑制迷走活性的作用均强于抑制交感活性。②异氟烷对中枢神经系统的抑制也与吸入浓度相关,但深麻醉或低 $PaCO_2$ 时不出现惊厥型脑电活动和肢体抽搐,故可用于癫痫患者。③肌松效果良好,单独使用即可达到气管插管及手术所需的肌松程度;明显增强非去极化肌松药的作用,一般仅需常用量的 1/3 即足。异氟烷增肌肉血流量,加快肌松药的消除,从而使术后呼吸麻痹、通气不足的危险性显著减少。异氟烷对重症肌无力患者极为适用,也适用于肝、肾功能不全患者,不致引起肌松药消除缓慢。④一般不引起颅内压增高,即使增高也属短暂且轻微,同时可利用过度通气降低 $PaCO_2$ 以控制颅内高压,故可慎用于颅内压增高的患者。⑤对循环系统的抑制较氟烷或恩氟烷者弱,对心肌抑制也轻。虽可使每搏量减少,血压下降,但心率增快,在 1～2MAC 时心排血量无明显减少。血压下降主要系外周血管阻力下降所致,这与其他氟化全麻药不同。由于心排血量无明显减少,重要脏器灌注量仍得以保证。所以可利用较深异氟烷麻醉以施行短时间控制性降压,适用于某些手术操作的需要。异氟烷降低冠脉阻力,不减少甚至增加冠脉血流量。异氟烷不诱发心律失常,不增加心肌对儿茶酚胺的敏感性,故术中可并用肾上腺素。⑥异氟烷具有很大的心血管系安全性,其心脏麻醉指数(心脏衰竭时的麻醉浓度/麻醉所需的浓度)为 5.7,大于恩氟烷(3.3)和氟烷(3.0)。⑦异氟烷对呼吸的抑制比恩氟烷轻,比氟烷重。在 1MAC 时,对 CO_2 诱发的通气增强反应减弱 50%～70%;在 2MAC 时则不产生 CO_2 通气反应,致呼吸停止。异氟烷对缺氧诱发的抑制反应更强,0.1 MAC 时即抑制 50%～70%,1MAC 时不产生反应。异氟烷可使已收缩的支气管扩张,适用于慢性阻塞性肺疾病和支气管哮喘患者,术后肺部并发症也减少。⑧对肝、肾功能影响轻微,与异氟烷排泄迅速,代谢程度低,能较好维护肾血流有关。⑨浅麻醉时对子宫平滑肌的影响不大,深麻醉时则仍有抑制。⑩异氟烷不升高血糖,适用于糖尿病患者。

(2)临床应用:异氟烷适用于其他全麻药不适用的疾病,如重症心脏病、癫痫、颅内高压、重症肌无力、嗜铬细胞瘤、糖尿病、支气管哮喘等。此外,异氟烷可施行短时间控制性降压。其禁忌证目前尚不明确。

(3)不良反应:较少且轻。对呼吸道有一定的刺激性。苏醒期偶可出现寒战。深麻醉时产科手术出血增多。

3.七氟烷　无色透明挥发性液体,分子量 200.05,沸点 58.5℃;临床使用浓度不燃不爆。在室温下可长时间保存;与碱石灰接触产生有毒物质,为其最大的缺点,故只适用于半开放系统装置;血/气分配系数为 0.5g,低于其他含氟全麻药,故诱导、苏醒均迅速,且平稳,麻醉深度易于调节且麻醉后恶心呕吐较少。临床常用 1～1.5 vol%。药理特性如下。

(1)七氟烷不增加脑血流量,脑耗氧量下降,不引起颅内压增高,适用于颅脑外科手术。

(2)有一定的肌松作用。

(3)对循环影响轻微,不增高心肌对儿茶酚胺的敏感性,不易引起心律失常。

(4)对呼吸道无刺激,不增加分泌物,不引起支气管痉挛。

(5)对肾脏影响轻,适用于肾功能差的患者。

(6)有关七氟烷对肝脏的影响,犹待深入研究做出评价。

4.氧化亚氮　氧化亚氮(笑气)在 50 个大气压下呈液体状态,贮存于高压钢筒,性能稳定,使用前需经减压变为气态后吸用,气体略甜味。化学性稳定,与碱石灰、橡胶、金属均不起反应。分子量 44,沸点 -89℃,微甜无刺激味;血/气分配系数 0.47,为吸入全麻药中最小者;脑/气分配系数 1.06。麻醉有效浓度:诱导期 70%,维持期 60%,但必须与 30%～40%氧气同时吸用。动脉有效血药浓度:400～600mg/L。

(1)药理特性:①N_2O 在血中的溶解度(0.47)很低,诱导迅速平稳,患者有愉快感,无兴奋期;苏醒也快而平顺,即使长时间吸入,一旦停吸也能在 1～4min 内完全清醒。②N_2O 有强大的镇痛效能,20%的镇痛作用与吗啡 5mg 者相当。随吸入浓度增高,镇痛作用也增强。N_2O 的镇痛作用可被纳洛酮部分拮抗,提示其镇痛作用与内源性阿片样肽－阿片受体系统有关。③N_2O 全麻醉效能很低,即使吸入浓度高达 80%,也难以达到三期 1 级的麻醉深度而患者已经面临缺氧危害,故极不安全。N_2O 的效价也很小,MAC 需高达 1.05,因此,N_2O 不能单独施行麻醉,必须与其他吸入麻醉药复合使用,且浓度不能超过 70%。④N_2O 兴奋交感神经系统高级中枢,增强交感神经系统活动。⑤N_2O 使脑血管扩张,脑血流量增多、脑代谢增高、颅内压升高。⑥高浓度对心肌产生直接抑制,但弱于其他挥发性全麻药。低浓度不致引起血流动力影响。N_2O 很少引起心律失常,偶尔诱发房室交界性心律。⑦N_2O 对呼吸道无刺激性,不增加分泌物,不抑制纤毛活动,通气量无明显变化。N_2O 与其他全麻药或麻醉性镇痛药复合则增强呼吸抑制作用。⑧N_2O 术后恶心、呕吐少,发生率为 15%。

(2)临床应用:N_2O 仅适用于复合全麻。①与含氟全麻药复合,可加速诱导,明显降低含氟全麻药 MAC 和用药量。②与静脉全麻药、麻醉性镇痛药、肌松药复合,组成"静吸复合麻醉"。③与神经安定镇痛药复合,实施神经安定镇痛麻醉。

(3)禁忌证:①患者并存体内闭合性空腔病变,如肠梗阻、气胸、中耳炎、空气栓塞、气脑造影等时禁用。②如果麻醉机的 N_2O 流量表和氧流量表不准确,则绝对禁用。

(4)不良反应:①缺氧,临床使用 N_2O,必须与氧按规定的比例同时吸用,N_2O 浓度不应超过 70%,以 60% N_2O 与 40% O_2 并用最为恰当。②弥散性缺氧,发生于停吸 N_2O 后的最初几分钟内,系组织内的大量 N_2O 迅速排入血液,进入肺泡后使肺泡内的氧浓度被大量稀释,导致氧分压急剧下降所致,此即为"弥散性缺氧"。因此,应在停吸 N_2O 后继续吸入纯氧 5～10min,可防止此类并发症。③闭合空腔增大,正常时体内闭合空腔均为氮气所充填。由于氮的血液溶解度很小(0.013),很难弥散。相比之下,N_2O 的弥散速度远比氮气大,因此很容易进入闭合气腔,并使闭合气腔容积显著增大(吸入 N_2O 3h 后最为明显)。因此,对原有闭合气腔病变的患者(如肠梗阻、气胸、空气气栓、气脑造影等),不宜使用 N_2O,否则将加重病情,甚至引起肠管破裂、张力性气胸等严重并发症。④骨髓抑制,动物吸入 50% N_2O 24h 后,N_2O 可与维生素 B_{12} 发生竞争,从而干扰某些依赖维生素 B_{12} 的酶活性,并抑制骨髓功能,从而引起贫血、白细胞和血小板减少。但临床应用 N_2O 麻醉几小时,一般不致出现此类并发症。

二、静脉麻醉药

静脉麻醉药诱导迅速,患者舒适,睡眠遗忘作用良好,使用方便,不刺激呼吸道,不燃不爆,不污染手术室空气,但缺点也明显:①镇痛作用不强或无,肌松差,麻醉分期不明确,深浅较难掌握,故若单一使用,一般无法完成多数手术。②用药量稍大可致呼吸、循环严重抑制。③消除较慢,后遗残余作用长,术后常伴乏力、嗜睡等不良反应。因此,目前主要将静脉麻醉药用于复合麻醉中。此外,也用作麻醉前用药、麻醉诱导或基础麻醉。

1.硫喷妥钠

(1)药理特性:①中枢神经系统。硫喷妥钠脂溶性较高,起效快,静脉注射 3～5mg/kg 可在一次臂脑循环时间(10～15s)内意识消失,但 40s 后即转浅,维持 15～20min 后初醒,继以约 3h 的再睡眠。麻醉有效血药浓度为 30mg/L。长时间较大量使用硫喷妥钠,当血药浓度达 60mg/L 时,消除半衰期明显延长,可达 70h。因此,长时间使用时应监测血药浓度,以不超过 30mg/L 为宜。其作用强度、作用时间和术后苏醒时间随剂量的大小而异。小剂量时无镇痛作用,反而痛阈降低,对痛敏感,表现交感兴奋反应,甚至骚动。麻醉征象仅表现为眼球固定、瞳孔稍小、睫毛反射消失,呼吸、循环抑制等,分期不清楚。硫喷妥钠使大脑血管收缩,故适用于颅内高压患者作麻醉诱导。血浆蛋白亲和力强的药物(如阿司匹林、消炎痛、保泰松、甲灭酸、萘普生等)与硫喷妥钠伍用时,两者发生竞争,药效增强,因此,硫喷妥钠的用量应减少。老龄患者的神经系统对硫喷妥钠特别敏感,消除半衰期可延长至 13～20h,剂量应酌情减少。②心血管系统。血压下降明显,与剂量、注速(血药浓度)、麻醉深度、用药时间长短有密切关系,还与术前病情和术前药有明显关系。硫喷妥钠直接抑制心肌,也抑制延髓血管运动中枢。剂量大、注速快、血药浓度增高快时,心血管抑制越强。心缩力虽减弱,但心肌氧耗量却增加约 36%。3～5mg/kg 时动脉压、心排血量及每搏量均下降约 10%～25%;6mg/kg 下降 50%。成人按 50mg/min 速度静脉注射时,动脉压一般无直接影响,但静脉扩张较明显,静脉回流减少,仍会影响血压的稳定性。术前药如用吩噻嗪类,可明显增强硫喷妥钠的降压作用,且持续时间延长。在代谢性酸中毒、血 pH 降低时,硫喷妥钠对。心血管系的毒性增大。严重高血压、有效血容量不足(休克)、心功能欠佳(瓣膜病、冠心病、缩窄性心包炎等)、肾功能不全的患者,对硫喷妥钠很敏感,血压下降幅度大,可突发循环系危象。因此,需严格掌握适应证与禁忌证,必须使用时一次用药量不应超过 2.4mg/kg,浓度降为 1.5%～2%,注速需缓慢。一旦发生低血压后,升压代偿机制极差,不会随麻醉转浅而自动回升,甚至苏醒期仍保持较低的血压水平,若同时伴有呼吸抑制和缺氧,则低血压持续时间可能更长。一般不引起心肌应激性增高,也不引起心律失常,但若注速过快而致呼吸抑制、缺氧和 CO_2 蓄积时,易致继发性严重心律失常。③呼吸系统。硫喷妥钠选择性作用于延脑呼吸中枢,抑制强,单次剂量过大、注速稍快时,呼吸频率和幅度即降低,甚至呼吸停止。浅麻醉即引起呼吸中枢对 CO_2 的敏感性降低,且与麻醉深度相平行。麻醉稍深,呼吸完全依靠缺氧兴奋颈动脉体反射来维持;麻醉继续加深,颈动脉体反射也抑制,呼吸就完全停止。阿片类加重硫喷妥钠对呼吸的抑制,对 CO_2 的敏感性更降低。手术强刺激时呼吸可能加深增快,但停止刺激后,呼吸抑制现象立即复现。硫喷妥钠对心肺功能欠佳、危重患者以及婴幼儿的呼吸抑制更为严重,所以应慎用或不用。④植物神经系统。硫喷妥钠抑制交感神经活动,副交感作用相对占上风,咽喉、支气管平滑肌处于敏感状态,稍受刺激即可诱发呛咳、喉痉挛或支气管痉挛,上呼吸道分泌物多、慢性支气管炎或迷走神经稍亢进的患者更易发生。因此,喉镜窥视、气管插管或咽喉分泌物吸引等操作绝对禁忌在硫喷妥钠麻醉下施行;只有在术前使用阿托品或东莨菪碱、施行咽喉气管表面麻醉及注射琥珀胆碱等条件下才能操作。⑤肝、肾功能。硫喷妥钠对肾功能有一过性轻微抑制,与血压下降、肾血流量和肾小管滤过率降低有关,但恢复较快。深麻醉可能直接抑制肾小管机制,在血压下降的同时,促使垂体释放抗利尿激素,使尿量减少。硫喷妥钠一般剂量对肝脏无明显影响,大剂量对肝功能有抑制,但几天后可自行恢复。主要经肝脏降解代谢,一般剂量对微粒体药物代谢酶不致引起显著影响。正常时硫喷妥钠与血浆蛋白结合率较高(约72%～86%),但于肝、肾功能欠佳时,硫喷妥钠与血浆蛋白结合率降低,游离成分增多,则药效增强,不良反应也增多,嗜睡时间延长。因此,对肝肾功能欠佳的患者,硫喷妥钠用药量必须减少,注速也应减慢。对肝硬化或肝昏迷前期患者应避用。对血糖的影响不明显,对糖尿病患者无禁忌。⑥消化系统。引起反流和继发喉痉挛,甚至误吸。因此,麻醉前必须常规禁食。⑦硫喷妥钠可降低眼压,可用于眼科手术患者。硫喷妥钠用于孕妇或产妇时,剂量应酌减或避用。

(2)禁忌证:①婴幼儿、产妇分娩或剖宫产手术。②呼吸道梗阻或存在难以保持呼吸道通畅的情况。③失代偿的高血压病、严重心脏病。④未经有效处理的严重贫血、休克、脱水、尿毒症、肾上腺皮质功能不全、支气管哮喘等。⑤无急救设备、不具备气管插管和呼吸管理条件者。

(3)临床应用:现主要用于麻醉诱导快速气管内插管。先静脉缓慢注射2.5%硫喷妥钠1～5mg/kg,直至患者睫毛反射消失,再注入琥珀胆碱后施行快速气管内插管,一般总量不超过6～8mg/kg。用药期间需面罩吸入纯氧,密切注意呼吸、循环抑制程度。对具有相对禁忌证患者,其剂量和注速应合理选择或避用。

2.氯胺酮　氯胺酮(KT)是唯一具有镇痛作用的静脉全麻药,也可肌内注射用药,可单独用作小手术的全身麻醉,也可作为复合麻醉组成药。目前,它广泛应用于各种小儿手术的麻醉。

(1)药理特性:①中枢神经系统。麻醉特性为KT对中枢神经系统既抑制又兴奋。即既抑制大脑联络径路和丘脑新皮质系统,又兴奋边缘系统。其麻醉的表现甚为特殊。一方面表现麻木、失重、悬空感,对周围环境不关心,倦怠,意识逐渐消失,浅睡,表情淡漠,体表镇痛完全。另一方面,肌张力增加、肢体无目的微动、眼睑睁开凝视、眼球水平或垂直震颤、角膜反射和对光反射活跃、眼泪和唾液分泌增多、膝和跟腱反射亢进。在临床上有"氯胺酮分离麻醉"之称。KT选择性抑制丘脑内侧核,阻滞脊髓网状结构束的上行传导;也与中枢神经和脊髓中的阿片受体有亲和性,故镇痛效应极强。但不能制止腹腔内脏牵拉反应。KT导致颅内压增高。EEG出现癫痫样脑电波,但不向皮质扩散,也不会出现癫痫发作。KT是否有抗惊厥功效,目前尚无定论。KT麻醉后苏醒期常出现极不愉快的精神症状,包括噩梦、幻觉、谵妄等,以16岁以上、女性、剂量大、注速过快、短小手术后为多见。若复合应用安定或咪唑安定,此类精神症状可明显减少。②心血管系统。KT对心血管系统呈双重作用。一方面通过增加交感活性及兴奋交感中枢而间接兴奋心血管系统,临床表现心率增快,血压增高,全身血管阻力、肺动脉压和肺血管阻力均增加,心脏指数、每搏量、心排血量、冠脉血流量均上升,心肌耗氧量增高。另一方面直接抑制心肌,呈负性变力和变时作用,表现血压下降和心律变慢。在一般情况下,KT的兴奋作用强于抑制作用,故临床表现以血压上升、心率增快等为主,但当患者处于强烈应激反应或儿茶酚胺明显耗竭时(如低血容量、休克、心力衰竭等),抑制作用将占上风,表现血压严重下降。此外,对儿茶酚胺有影响的药物(如苯二氮䓬类、恩氟烷、吩噻嗪等)与KT复合时,也需警惕心肌抑制效应。③呼吸系统。KT对呼吸有抑制作用,对潮气量的影响甚于呼吸频率,与剂量和注速有密切关系。剂量和注速恰当时,仅呼吸轻微减浅变慢,恢复很快。相反,注速快、剂量大,或同时配伍使用麻醉性镇痛药时,可显著抑制呼吸,甚至呼吸停止。此外,对婴儿或老年人的呼吸抑制作用较明显,应特别警惕。KT 麻醉中,咽、喉反射并不消失,因此严禁施行口腔、咽喉、气管支气管手术。唾液和支气管分泌物显著增加,故术前药需用阿托品类药。④其他作用。KT 使眼压增高,眼球震颤。骨骼肌张力增加,肢体不自主运动,甚至突然抽搐。KT 用量大、手术时间长,或配伍使用其他药物时,术后可能出现肝脏毒性。KT 有自身酶促作用(酶诱导),多次用药后可能出现快速耐药性。KT 可强化肌松药的作用。KT 可增加子宫肌张力和收缩强度,能迅速透过胎盘影响胎儿。少数患者注药后出现呃逆、恶心、呕吐。

(2)临床应用:单独 KT 只适用于短小手术、清创、更换敷料或麻醉诱导。临床主要用于施行复合麻醉,如配伍使用安定、羟丁酸钠等。或于普鲁卡因、琥珀胆碱混合液中加入 0.1% 浓度 KT,施行静脉滴注维持麻醉。也可与吸入麻醉复合使用。单纯氯胺酮麻醉分为肌内注射法、静脉注射法和静脉滴注法三种。①肌内注射法:主要用于小儿短小手术或者作为其他麻醉方法的基础用药。常用剂量为 4~6mg/kg 始,对于年龄在 2 岁以内的婴幼儿,体液量相对较大,剂量可增大至 6~8mg/kg,给药后 2~5min 起效,维持 30min 左右,术中还可根据情况追加 1/3~1/2。②静脉注射法:首次剂量 1~2mg/kg,在 1min 内缓慢静脉注射。药物注射完毕就可手术。作用维持时间 10~15min,追加剂量为首次剂量的 1/2。该法除了适用于小儿不需肌松的一般短小手术外,也可用于对肌肉松弛要求不高的成人短小手术,如人工流产、烧伤换药等。但为了减少其精神副反应,一般需复合应用中枢性镇静药。③静脉滴注法:先静脉注射氯胺酮 1~2mg/kg 作为麻醉诱导,然后持续滴入 0.1% 的氯胺酮溶液维持。滴入速率掌握先快后慢的原则,至手术结束前逐渐降低并停止。术中复合使用其他镇静、镇痛药物可以减少氯胺酮用量和其副反应。由于此法易于产生药物蓄积作用,目前临床上已经很少使用。

(3)禁忌证:严重高血压、动脉硬化、肺心病、肺动脉高压、心脏代偿功能不全、颅内高压、眼压过高、精神病史或可疑精神病、甲状腺机能亢进、酒后等禁用。

(4)不良反应:KT 麻醉过程中,少数患者可出现呓语、呻吟、精神错乱,甚至抽动,并有幻觉、恐惧等精神行为激动现象。术后可出现视物变形、复视,甚至一过性失明及一过性抑郁等不良反应。在成人或学龄儿童或单独使用 KT 时较多见,如果复合安定类药则很少发生。

3.羟丁酸钠　羟丁酸钠系纯粹的睡眠药,无镇痛作用,不是单独的全麻药,但是较好的全麻辅助药。临床用 25% 溶液,pH 值 8.5~9.5,与其他药物混合容易沉淀。对静脉无刺激。静脉注射后易透过血脑屏障。

(1)药理作用:①中枢神经系统。一般剂量仅作用于大脑皮质,引起生理性睡眠。血药浓度 0.5~1.5mmol/L 时呈浅睡眠;1.5~2.5mmol/L 为中等度睡眠;超过 2.5mmol/L 为深睡。由于不抑制网状激活系统,且皮质对该系统的控制也弱。因此,容易出现椎体外束征象(肌肉颤搐、不自主肢体活动增强等)。羟丁酸钠不影响脑血流量,不引起颅内压增高。但兴奋副交感神经,致心率减慢,唾液和呼吸道分泌物增多,有时引起恶心、呕吐。②循环系统。轻度兴奋循环系统,血压稍升高,脉搏缓慢有力,心排血量不变化,不引起心律失常,毛细血管扩张充盈良好,肤色红润。③呼吸系统。不抑制呼吸。呼吸中枢对 CO_2 保持灵敏性。呼吸频率稍减慢,潮气量稍增大,每分钟通气量不变或稍增加。但如果注药太快、剂量过大、年老、小儿或体弱患者,仍可产生显著的呼吸抑制。可使咽喉反应迟钝,气管反射减弱,嚼肌和下颌比较松弛,因此,可在表面麻醉下完成气管插管操作,患者耐受插管良好。④对肝肾无毒性,即使黄疸患者也可选用。⑤羟丁酸钠在代谢过程中可使血浆钾离子转移入细胞内,注药 15min 后可出现一过性血清钾降低。因此,对低血钾症患者应慎用,在 ECG 监护下使用,若出现 ST-T 段变化或出现 U 波,应及早停药,并补钾处理。

(2)临床应用:①成人诱导剂量 50~80mg/kg 静脉缓慢注射;小儿常用 80~100mg/kg。对年老、危重患者剂量宜酌减为 40~50mg/kg 静脉缓慢注射。维持麻醉常复合氯胺酮或其他麻醉。②气管内插管时,一般先静脉注射小剂量安定,再静脉注射羟丁酸钠及琥珀胆碱后插管。

(3)禁忌证:癫痫、原因不明的惊厥、慢性酒精中毒、低血钾及完全性房室传导阻滞、心动过缓患者。

4. 依托咪酯　该药为速效、短效催眠药,无镇痛作用,适用于麻醉诱导或其他复合麻醉组成药。

(1)药理作用:①中枢神经系统。静脉注射后约 1min,血药浓度超过 0.23mg/mL 时即入睡。本身无镇痛作用,但有较强的中枢抑制作用。同时降低脑耗氧量,使脑血流量和颅内压下降,故可能有脑保护作用。不引起特异的癫痫样脑电活动,但在诱导过程有时出现肌肉不协调动作、震颤、阵挛、强直等椎体外系兴奋征象,伍用苯二氮䓬类、芬太尼或其他麻醉药可防止这类不良现象。②循环系统。其对循环系统的影响轻微,即使用 0.45mg/kg 较大剂量,血压、CVP、心排血量、每搏量、肺毛细血管楔压、外周血管阻力均无明显改变。因此,适用于心肌功能不全、心脏储备差的患者。③呼吸系统。正常剂量时,对呼吸无明显影响。但剂量大、注速快时也引起呼吸抑制。如果出现肌阵挛等椎体外系兴奋征时,可有屏气和呼吸暂停。④其他。对肝、肾几乎无毒性。不引起组胺释放。能影响肾上腺皮质的酶系,抑制肾上腺皮质功能,使皮质醇释放量显著减少。因此,一般禁用于 ICU 的患者。

(2)适应证:①全麻诱导。②短时间门诊手术或诊断性操作,如内窥镜检查、扁桃体摘除、人工流产、电击除颤和拔牙等。③适用于危重心脏病心功能极差、脑动脉瘤、主动脉瘤、心内直视手术等需要诱导期血压平稳的患者。④适用于癫痫、青光眼、颅内占位性病变伴颅内高压,及以往有恶性高热史的患者。

(3)临床应用:①诱导剂量用 0.15~0.3mg/kg,一般病例用 0.2~0.25mg/kg,青少年用量可偏大,老人或危重患者需减量(0.1~0.2mg/kg),于 30~60s 内静脉注射完毕。②全麻维持可静脉滴注用药,0.12~0.2mg/(kg·min),同时复合芬太尼、氟芬合剂静脉注射,或吸入安氟醚等全麻药,睡眠时间可显著延长。

(4)不良作用:①局部静脉疼痛率为 10%~63%,主要为药液偏酸所致。注药前 1~2min 先静脉注射芬太尼或(和)氟哌啶,或于药液内加入小剂量利多卡因,静脉注射速度可稍加快,由 30s 缩短至 15s,局部静脉疼痛率可减半。②局部静脉炎、栓塞和栓塞性静脉炎的总发生率为 8%,较硫喷妥钠者高。如果总用量大于 0.9mg/kg,发生率超过 37%。③用于已用抗高血压药、利尿药、钙通道阻滞药、单胺氧化酶抑制剂或硫酸镁治疗的患者,可诱发血压骤降意外,故不宜并用,若需使用应减量,并密切监测。④肌震颤或阵挛发生率为 9.3%~95%,轻者居多,严重者少数(1.2%～4%),可能与影响脑深部结构或脑干有关。⑤呃逆 4%;术后恶心、呕吐 30%,与用药量大小无关。

5.异丙酚　异丙酚(丙泊酚)为一种新型、快效、超短作用时间的静脉全麻药。也是目前临床上应用最为广泛的静脉麻醉药。具有诱导迅速平稳、苏醒快、苏醒时间可预知,苏醒后意识清晰、无嗜睡眩晕等优点。最初仅用作麻醉诱导和催眠。由于其在苏醒方面有突出的优点,不仅单次注射后苏醒快,即使分次重复用药或连续静脉滴注用药,苏醒和恢复过程仍迅速,术后副效应(嗜睡、头晕、虚弱、恶心、呕吐等)轻,回家途中很少有不适感,饮食恢复快。因此,在近年来其临床适用范围已显著扩大,广泛用于门诊、神经外科、心血管外科、小儿外科、全凭静脉麻醉、ICU 镇静、介入性检查诊断中镇静等。

(1)药理特性:①中枢神经系统。降低脑血流量,与剂量相关,以 3、6 和 12mg/(kg·h)静脉滴注,脑血流量下降率分别为 7%、28%和 39%。脑代谢率降低 22%。脑组织糖代谢率降低 36%。引起体循环抑制,但不影响脑循环的自身调节机能。如同巴比妥一样,异丙酚具有对脑缺血、缺氧损害的保护功效,并可制止脑缺氧引起的抽搐。具有降低颅内压和脑氧耗量的作用,对颅内高压患者的降颅压功效尤为显著。②循环系统。大剂量(2.5mg/kg)静脉注射,可引起 SBP、DBP、MAP 下降,但心率影响不大。用于心脏病患者麻醉诱导,给药后 5min,MAP、SVR、CO、CI 等均显著下降,至 7min 后才逐渐恢复;若剂量再增大,血流动力变化将更显著,但心肌耗氧量及动静脉血氧含量差也明显下降,故仍能满足机体需氧。用于非心脏病患者麻醉诱导,其血流动力变化的趋势与心脏病患者相似,但变化的速度和幅度相对均较缓慢。应用大剂量异丙酚导致血压下降后,若再静脉连续滴注异丙酚,不论滴速快慢,一般血压已不会再进一步下降。③呼吸系统。明显抑制呼吸,对心脏病患者的抑制较非心脏病患者明显。70%心脏病患者用药后,需施行气管内插管控制呼吸,自主呼吸恢复需 3～5min;对非心脏病患者,仅一过性呼吸抑制,持续约 30～70s,80%患者仅需面罩吸氧,不需辅助呼吸,SpO_2 仍能维持 97%以上。异丙酚与芬太尼合用时,将无例外地出现呼吸暂停,持续 4～7min。异丙酚与等效剂量硫喷妥钠相比,呼吸抑制率发生较高。④使眼内压降低,作用强于硫喷妥钠。对眼内压已增高的患者,其降压效果尤为显著。⑤肝肾功能。经连续 7d 以上滴注异丙酚的患者,证实肝肾无损害。

(2)临床应用:①麻醉诱导。异丙酚几乎适合临床各类手术的全麻诱导,尤其是需要术后快速清醒的患者。健康成年人异丙酚的诱导剂量为 1.5～2.5mg/kg,对体质强壮者剂量可适当增加 1/3。在麻醉诱导过程中应严密观察呼吸循环功能的变化,及时给予辅助呼吸或处理可能发生的循环功能抑制。对年老体弱或循环功能不良的患者,可将小剂量(正常剂量的 1/2～1/4)异丙酚与依托咪酯、咪达唑仑等联合应用。以避免或减轻其循环功能抑制作用。小儿表现分布容积较大,清除率高,异丙酚麻醉诱导时剂量可适当增加。②麻醉维持。异丙酚单次静脉注射后血药浓度迅速下降,用于麻醉维持时成人剂量为每小时 4～12mg/kg。异丙酚镇痛作用差,没有肌肉松弛作用,麻醉维持时还需复合麻醉性镇痛药、肌肉松弛药或吸入性麻醉药。由于异丙酚静脉给药作用维持时间短、无蓄积,故多采用泵注给药。异丙酚静脉麻醉下停药后血浆浓度很快下降,无明显蓄积作用,患者苏醒快而完全,并且术后恶心呕吐发生率低。③门诊小手术和内镜检查。异丙酚以其良好的可控性和清醒彻底等优点,广泛用于无痛人流、脓肿切开引流、骨折闭合复位和内镜检查等。还可以与强效镇痛药芬太尼、阿芬太尼、氯胺酮等联合用于时间稍长的手术。④区域麻醉的镇静。区域麻醉与异丙酚镇静相结合,达到镇静、抗焦虑、消除牵拉反射、消除患者不适和减少术后呕吐的目的。

用于辅助椎管内麻醉时可首先给予 0.2~0.8mg/kg 负荷量,然后以每小时 0.5mg/kg 静脉泵注或滴注维持,根据镇静深度适当调整给药速率。在镇静的过程中,应注意监测 SpO_2、ECG 和血压。

(3)禁忌证:对异丙酚过敏者、严重循环功能不全者、妊娠与哺乳期的妇女、高脂血症患者、有精神病或癫痫病病史者禁忌使用。对于 3 岁以下小儿是否属于禁忌有待进一步探讨,应慎用。

(4)注意事项:①注射部位疼痛。常见,选用粗大静脉或中心静脉给药,或在给药前应用镇痛药可以减少疼痛的发生。②过敏反应。临床发生率很低。③呼吸和循环功能抑制。异丙酚对呼吸抑制作用呈剂量相关性,较等效剂量的硫喷妥钠呼吸暂停的发生率高,但持续时间短暂,只要及时予以辅助呼吸,不致产生严重后果。异丙酚对循环的抑制主要表现为血压下降,而它对于心肌收缩力的影响较小,这主要与其直接作用于血管平滑肌,交感神经张力下降或压力感受器反应的变化有关,应当在麻醉诱导之前扩充血容量,以维持血流动力学的稳定。④其他。偶见诱导过程中患者出现精神兴奋、癫痫样抽动,还可以引起肌痉挛。治疗可用地西泮、咪达唑仑和毒扁豆碱等药物控制。

第四节　升压药

一、肾上腺素

1. 临床应用

(1)止血:敷贴于皮肤、黏膜(鼻、咽喉、耳等)浅表出血处,有局部止血功效;对静脉渗血则无效。

(2)与局部麻醉药混用:延缓组织对局麻药的吸收,减少局麻药中毒,延长局麻药的作用时间。每 200mL 局麻药加入肾上腺素 0.1mg,一次总用量不超过 0.3mg。

(3)抗过敏休克:肾上腺素抑制过敏介质(如组胺、5-羟色胺、缓激肽等),加强血管收缩,减少渗出,提升血压,减轻声门水肿,扩张支气管平滑肌,从而缓解过敏性休克症状,用量每次 0.25~0.5mg 皮下或肌内注射,肌内注射维持作用 10~30min,皮下 60min 左右。

(4)心脏骤停复苏:静脉或心室腔注射每次 0.25~0.5mg,用生理盐水稀释 10 倍注入。

(5)控制支气管哮喘发作:皮下、肌内注射或雾化吸入都有效,一般 3~5min 症状缓解,每分通气量和呼吸频率均增加。

2. 不良反应　大剂量或快速静脉注射,可致心悸、烦躁、头痛及血压骤升,并可能引起肺水肿、脑出血或严重心律失常,如多源性室性心动过速,甚至心室纤颤。因此需掌握用药原则:①根据用药目的,严格控制最小有效剂量。②慎用于老年人。③禁用于高血压、器质性心脏病、甲状腺机能亢进及心绞痛等患者。④禁与氟烷配伍使用,有诱发严重室性心律失常的危险。

二、去甲肾上腺素

1.临床应用　去甲肾上腺素用于低容量性休克或内毒素休克,虽能提升血压,但微循环障碍反而加重,不能提高存活率,故已弃用。目前,该药仅适于嗜铬细胞瘤切除后维持血压稳定。

2.不良反应

(1)若静脉滴注时间过久、浓度过高或漏出血管外,极易发生局部组织缺血坏死,应重视预防。一旦发生,应立即在局部皮下浸润酚妥拉明或普鲁卡因以解除血管痉挛。

(2)剂量过大或滴注时间过久,容易并发急性肾衰竭、心内膜下缺血和梗死。

三、多巴胺

1.药理特性　又称3-羟酪胺,是合成去甲肾上腺素的直接前体,具有重要生理功能和抗休克功效。多巴胺对心、肾等血管的作用,取决于静脉滴注剂量的大小。

(1)小剂量:$1\sim2\mu g/(kg \cdot min)$,主要扩张肾、脑、冠脉及肠系膜血管,血流灌注增加,器官功能改善,具有排钠利尿作用。

(2)中等剂量:$2\sim10\mu g/(kg \cdot min)$,主要增强心肌收缩力,心排血量增加,心率不变化,收缩压升高,肾功能仍得到改善。

(3)大剂量:快于$10\mu g/(kg \cdot min)$,主要增高外周阻力,血压上升,但肾血流反而减少,尿量显著减少,还可导致心律失常,作用与去甲肾上腺素相似,已失去有利作用。

2.临床应用

(1)将$20\sim80mg$多巴胺加入5%葡萄糖液$100\sim500mL$中,开始按$2\sim5\mu g/(kg \cdot min)$静脉滴注,以后根据病情逐渐改变滴注剂量[最大不超过$10\mu g/(kg \cdot min)$],适用于治疗心肌收缩力减弱、尿量减少而血容量无明显不足的低血压患者,如心脏术后心源性休克。

(2)大于$10\mu g/(kg \cdot min)$的剂量,与去甲肾上腺素的作用类似,故不适用。

(3)对急性肾衰竭患者,可将小剂量多巴胺与襻利尿药合用。

3.不良反应　偶见恶心、呕吐,剂量过大或滴速过快可致心律失常。注入血管外可致局部皮肤坏死,需局部浸润酚妥拉明等治疗。

四、麻黄碱

1.药理特性

(1)对心血管的作用与肾上腺素相似,但效价弱,而作用持续时间则长10倍,以增强心肌收缩力,增加心排血量为主,外周血管阻力轻微升高,收缩压上升比舒张压上升明显,脉压增宽。心率影响较小。反复用药易出现快速耐药。半衰期为3.5h。

(2)松弛支气管平滑肌,起效慢,作用弱但持久。

(3)中枢作用比肾上腺素明显,较大剂量可引起精神兴奋、不安和失眠。

2.临床应用

(1)治疗椎管内麻醉性低血压:①血压下降缓慢者,成人每次30mg肌内注射,可重复一次,小儿每次0.5～1mg/kg。②血压急剧下降者,成人每次15mg静脉注射,可重复一次。升压作用平稳可靠,但用于动脉硬化、明显酸中毒和低血容量患者,效果可能很差。

(2)预防支气管哮喘发作,或治疗轻症支气管哮喘。口服用药,成人每次25～50mg;小儿0.5～1mg/kg,一日3次口服。

(3)治疗过敏性鼻炎,用1%～2%溶液滴鼻,效果较好。

五、多巴酚丁胺

多巴酚丁胺的结构与多巴胺相似,属儿茶酚胺类药。适用于治疗心源性休克,心肌梗死伴充血性心力衰竭、无严重低血压的急性心力衰竭、体外循环手术后低心排综合征。不良反应偶有恶心、头痛、心悸、心律失常,也可引起高血压、心绞痛。一旦发生,应减慢滴速或暂停滴注。禁用于严重心脏射血障碍的患者。

六、间羟胺

间羟胺,又名阿拉明,是去甲肾上腺素的较好替代药,可治疗各型休克。如神经性、过敏性、心源性、感染性、脑损伤性或心肌梗死性休克。治疗休克并存尿闭、心功能不全、脑水肿或心脏复苏后的患者。禁用于高血压、甲状腺机能亢进、充血性心力衰竭及糖尿病患者。

临床多采用静脉给药:静脉注射每次0.5～5mg,1min生效,20～40min时达作用高峰;静脉滴注10～50mg加入5%葡萄糖液250～500mL中,根据血压升降调节滴速。

第五节　扩张血管药

一、酚妥拉明

1.药理特性

(1)具有拮抗肾上腺素的作用。静脉注射后2min内出现血管扩张,对阻力血管的扩张作用大于容量血管。外周阻力下降,肺动脉压下降,血压下降。

(2)兴奋心脏,心肌收缩力增强,心率增快,心排血量增加,微循得到改善。

(3)防止毛细血管前括约肌过度收缩,增加组织血流灌注,拮抗毛细血管中的组胺和5-羟色胺等血管活性物质。

(4)延长凝血和凝血酶原时间,减少微血管内凝血形成。

(5)因血压下降引起反射性交感神经兴奋,促进去甲肾上腺素释放,可出现心动过速、心室纤颤等心律失常及心绞痛,可慎用心得安及利多卡因等治疗。

2.临床应用

(1)控制嗜铬细胞瘤切除时围术期高血压急性发作,常与小量β受体阻滞药配伍使用以预防心律失常。术前 5～20mg 口服,每日 2～3 次,术中静脉缓慢注射 2～5mg 或继以 2.5～5mg 加入 5％葡萄糖液 100mL 中静脉滴注,滴速根据血压下降的程度进行调节。

(2)治疗急性心肌梗死及伴肺水肿的充血性心力衰竭,可增强心肌收缩力,降低心脏前、后负荷,增加心排血量,而心肌耗氧量仅轻微增加。但必须严格防止血压剧降,故常与多巴胺等拟肾上腺素药联用。

(3)治疗外周血管痉挛性疾病,如雷诺病。

(4)硫喷妥钠、50％葡萄糖液或去甲肾上腺素等药液,若漏注于血管外的皮下组织,可引起局部小血管剧烈痉挛而导致局部皮肤、皮下组织缺血,甚至坏死。此时,可用本药(5～10mg 加于生理盐水或 1％普鲁卡因 20mL)作漏注部位皮下局部浸润,有防止坏死的功效。

3. 不良反应

(1)用药不当,如在低血容量或低血压情况下使用本药,可发生严重低血压。

(2)静脉注射时可能引起心动过速、心律失常或心绞痛。冠心病者慎用。

(3)偶尔出现副交感神经亢进症状,如肠蠕动增强、腹痛和腹泻。对胃及十二指肠溃疡患者应慎用。

二、硝普钠

1. 药理特性

(1)选择性直接松弛血管平滑肌,强度扩张小动脉和小静脉血管,使动脉压和外周血管阻力迅速下降,肺动脉压、中心静脉压和左室充盈压也随之下降。

(2)对血管运动中枢和交感神经末梢无任何直接作用,也不影响心肌收缩力。

(3)用于心功能正常的患者,除外周血管阻力降低、左室充盈压下降、动压下降外,心排血量也轻度下降,同时多数伴有反射性心动过速。

(4)用于急性心功能不全时,可使增高的外周阻力和左室充盈压下降,心脏前负荷减轻。因此,每搏量和心排血量显著增加,而心率无明显改变,甚或减慢。

(5)用于慢性心功能不全或低心排综合征时,可降低外周血管阻力,减轻心脏后负荷和射血阻抗。因此,整体循环功能得到改善。心肌耗氧量减少,脉搏量和心排血量有所增加,心率轻度减慢。

(6)其他作用:引起颅内压升高,较大剂量时脑、心肌、肝、横纹肌等组织的摄氧功能有所抑制。

(7)硝普钠在体内代谢过程中产生氰化物,其多数通过肝和肾的硫氰生成酶,使之与硫代硫酸钠结合而形成无毒的硫氰化合物,并由肾排出,少数以氢氰酸形式由肺排出。若用药量过大,体内硫氰化合物积聚,通过硫氰氧化酶的作用可回逆成有毒的氰化物,故必须严格控制剂量,避免超量用药。

2. 临床应用

(1)控制性降压,或围术期严重高血压降压。①静脉单次注射:每次 2～5mg,90s 内发挥降压作用。但仅能维持 2～5min,故需静脉持续滴注用药。②静脉持续滴注:将硝普钠 50mg 加入 5％葡萄糖液 500mL 或 1000mL 中,配制成 0.015％或 0.005％溶液,初速 0.5～0.8μg/

(kg·min),经 2～3min 后,血压缓慢下降,根据预期降压水平调整滴速,一般于 4～6min 后达到预期低血压水平。停止滴药后 1～10min,血压即可回升至原水平。③硝普钠总量以 1mg/kg 为宜,24h 极量不能超过 3～3.5mg/kg,否则血液氰化物浓度可达中毒水平(＞1mg/L)。24h 总量超过 4～12mg/kg 可导致死亡。④少数青壮年患者可能遇降压困难,与硝普钠同时激活交感神经－肾上腺素－血管紧张素系统,导致血儿茶酚胺及血管紧张素浓度增高、心率增快和血管收缩有关。此时可加深麻醉,或配伍使用小量普萘洛尔或卡托普利静脉注射,有望协助降压。

(2)心功能不全或低心排综合征:一般以 8～16μg/min 静脉滴注开始,以后每 5～10min 增加 5～10μg,直至获得预期效果。一般应保持舒张压不低于 8kPa(60mmHg)为准,以保证冠脉灌注。无高血压病史的心衰患者,一般对硝普钠十分敏感,剂量平均 50μg/min 即可。

3. 不良反应

(1)氰化物中毒。应用硝普钠,只要合理掌握用药量,一般不会发生氰化物中毒。但用药过量,或患者肝肾功能不全、维生素 B_{12} 缺乏或硫代硫酸钠不足时,可能发生氰化物中毒,导致组织缺氧。清醒患者出现疲劳、恶心、呕吐、厌食、定向障碍、肌肉抽搐和顽固性代谢性酸中毒。用药期间若出现血 pH 值持续过低,提示有氰化物中毒的可能,应尽早停药。此时检查血液硫氰酸盐浓度可作出确诊,正常人血硫氰酸盐浓度不超过 29mg/L,使用硝普钠的患者可耐受 100～150mg/L,超过 200mg/L 可致死亡。

治疗:①立即停药,吸氧,维持有效循环。②应用高铁血红蛋白形成剂,如亚硝酸异戊酯吸入,或亚硝酸钠 5mg/kg 稀释成 20mL,于 3～4min 内静脉滴注。③亚硝酸钠注完后,继以硫代硫酸钠 150mg/kg 于 15min 内静脉滴注完。④再用结构类似维生素 B_{12} 的羟钴维生素和氯钴维生素,剂量为硝普钠用量的 22.5 倍。

(2)其他不良反应。如反射性心动过速、反跳性高血压、颅内压升高、凝血异常、肺分流量增多及甲状腺机能低下等。

三、硝酸甘油

1. 药理特性

(1)对血管平滑肌的松弛作用最为明显。能拮抗去甲肾上腺素、血管紧张素等的缩血管作用,舒张全身大小动脉和静脉血管,以舒张静脉容量血管最为明显,使血液贮存于大静脉和四肢血管,静脉回流减少,心脏前负荷下降;同时外周阻力下降,心脏后负荷减轻。每搏量和心排血量无大影响,但心肌耗氧量显著减少,这是硝酸甘油缓解心绞痛的主要原理。

(2)增加心肌缺血区的血流量,这是硝酸甘油另一重要作用。冠状动脉扩张促进冠脉血流再分布,改善心内膜层供血供氧,使心肌缺血范围缩小和心室功能改善。达到防治心绞痛、心肌梗死和急性心功能衰竭的效果。

(3)使用稍大剂量时,也可施行控制性降压,但可能伴有反射性心动过速;并引起颅内压增高,对原先有颅内压增高患者尤其明显。

(4)一般需静脉滴注用药方能维持疗效。

(5)硝酸甘油降压的优点在于剂量容易调节,很少发生血压过低;心率变化不大;基本无毒性。一旦血压过低,只需及时减慢滴速并稍加快输液即可被迅速纠正。

2.临床应用

(1)控制性降压:用10mg加入5%葡萄糖100mL中配制成0.01%溶液作静脉滴注,初速1μg/(kg·min),观察用药反应后调节滴速,一般达3~6μg/(kg·min)即能使血压降至预期水平。硝酸甘油降压与硝普钠降压的不同点:①对舒张压的下降幅度小于硝普钠,有利于心肌供血。②心率增快较轻,有利于降低心肌耗氧量。③不引起血管紧张素增加,停药后血压回升较硝普钠略慢,很少出现反跳性高血压。

(2)心功能不全和心肌梗死:适用于防治冠状动脉搭桥术中的高血压发作和心肌耗量增加;治疗慢性心力衰竭和心功能不全。治疗心内直视手术后的低心排综合征;治疗急性心肌梗死。

3.不良反应

(1)有时出现头痛、面部潮红、灼热感、眩晕、心悸等症状。

(2)用药过量可出现高铁血红蛋白血症,血呈暗紫色,血液携氧能力减弱,组织缺氧,可静脉注射亚甲蓝、吸氧和换血治疗。

(3)长时间应用可出现耐药性。

(4)增加肺内分流,抑制血小板聚集,但作用比硝普钠轻;增强和延长潘库溴铵的神经肌接头阻滞作用;扩张脑膜血管和视网膜血管,应慎用于青光眼、脑出血和颅内压增高患者。

第六节　麻醉性镇痛药

麻醉性镇痛药常用作静脉复合麻醉的组成药,常用者有吗啡、哌替啶、芬太尼、瑞芬太尼、舒芬太尼、阿芬太尼等。

一、吗啡

吗啡是阿片受体激动药的代表。

1.药理特性

(1)中枢神经系统:①抑制大脑皮层痛觉中枢,痛阈提高50%,产生躯体痛和内脏痛的镇痛,对持续性钝痛的效果优于间断性锐痛;在疼痛出现前用药的镇痛效果优于疼痛出现后。②在产生镇痛的同时,还作用于边缘系统影响情绪的区域阿片受体,可解除由疼痛引起的焦虑、紧张、恐惧等情绪反应,甚至产生欣快感和安静入睡。③缩瞳作用明显,针尖样瞳孔变化为吗啡急性中毒的特殊体征。④因呼吸抑制致CO_2蓄积,使脑血流量增加和颅内压增高。

(2)呼吸系统:①选择性抑制呼吸中枢,与剂量密切相关,一般剂量表现呼吸频率减慢;大剂量时呼吸减慢变浅,潮气量减小,直至呼吸停止,是吗啡急性中毒死亡的主要原因。②镇咳作用强,抑制咳嗽反射,可使患者在无痛苦下接受清醒气管内插管。③可引起组胺释放,产生支气管平滑肌收缩,用于支气管哮喘患者可诱发哮喘发作。

(3)心血管系统:①一般无明显影响,对心肌无抑制作用,适用于心脏直视手术的全凭静脉复合麻醉。②兴奋迷走神经,可致心率减慢。③释放组胺,间接作用于血管平滑肌,引起外周血管扩张、血压下降,在老年、低血容量或用药后取直立位的患者尤为显著。

（4）不良反应:常引起恶心、呕吐、便秘和尿潴留,还有血糖升高及体温降低。

2.临床应用　肌内注射后约 15～30min 起效,45～90min 达最大效应,持续约 4h;静脉注射后约 20min 产生最大效应。主要经肝脏生物转化,代谢物主要经尿排出,约 7%～10% 随胆汁排出。与血浆蛋白结合率为 30%。老年人清除速率减慢约一半,故用药量需适当减小。只有极小部分(静脉注射不到 0.1%)透过血脑屏障;容易透过小儿的血脑屏障,故小儿对吗啡的耐药量很小,也透过胎盘到达胎儿。

（1）急性疼痛患者麻醉前用药,成人常用剂量为 8～10mg 肌内注射;对休克患者宜采用静脉注射用药,剂量需减半。小儿以肌内注射为主,2～7 岁用 1～1.5mg;8～12 岁用 2～4mg。

（2）吗啡全凭静脉复合麻醉,用较大剂量(0.8～1mg/kg),因释放组胺易干扰血流动力,现已被大剂量芬太尼或其衍生物所替代。

（3）治疗左心衰竭急性肺水肿,成人剂量 5mg,稀释后静脉注射。

（4）术后镇痛。手术后患者硬膜外给予 2mg 吗啡,镇痛良好,可维持 8～12h,长者可达 24h,也可加入镇痛泵中静脉或硬膜外镇痛,效果良好。

3.禁忌证

（1）慢性呼吸道疾病患者,如支气管哮喘、上呼吸道梗阻、气管分泌物多、慢性肺疾病继发心衰、肺心病并呼吸功能不全等。

（2）75 岁以上老年人、1 岁以内婴儿和临产妇。

（3）严重肝功能障碍,肝昏迷前期。

4.急性中毒处理　首先气管内插管施行人工通气,补充血容量以维持循环稳定,同时应用拮抗药纳洛酮。

二、哌替啶

哌替啶也称度冷丁。

1.药理特性

（1）镇痛强度约为吗啡的 1/10,肌内注射 50mg 使痛阈提高 50%。肌内注射 125mg 痛阈提高 75%,相当于吗啡 15mg 的效应;作用持续时间约为吗啡的 1/2～3/4。

（2）镇静作用较吗啡稍弱,仅产生轻度欣快感。

（3）呼吸抑制明显,与剂量大小相关,尤易见于老年、体弱及婴幼儿。

（4）降低心肌应激性,直接抑制心肌,代偿功能减弱的心脏更为明显。

（5）引起组胺释放和外周血管扩张,使血压下降,甚至虚脱。

（6）具有类似阿托品样作用,使呼吸道分泌减少、支气管平滑肌松弛、心率增快、血管扩张、血压轻度下降。

（7）反复使用产生药物依赖。

（8）引起恶心、呕吐、脑脊液压力增高、尿潴留、抑制胃肠道蠕动、增加胆管内压力等不良反应,其机制与吗啡相似。

2.临床应用　哌替啶口服经肠道吸收,其生物利用度仅为肌内注射的一半。与血浆蛋白结合率为 60%,消除半衰期 2.4～4.4h。可透过胎盘。主要在肝脏生物转化,代谢物去甲哌替啶酸随尿排出。

(1)麻醉前用药:1mg/kg 术前 30min 肌内注射,15min 产生作用,60min 达高峰,持续 1.5h～2h 后逐渐减退。静脉注射 0.5～1mg/kg,5min 产生作用,20min 作用达高峰,维持 1.5h～2h 后逐渐减弱。2 岁以内者慎用,且剂量应偏小。

(2)硬膜外麻醉辅助药:将哌替啶 100mg 与异丙嗪 50mg 混合,配成"度非合剂";或哌替啶 100mg 与氟哌利多 5mg 混合,配成"度氟合剂"。每次静脉注射 1～2mL,总量不超过 4mL。

(3)静脉普鲁卡因复合麻醉的组成药:在 1% 普鲁卡因 500mL 内加哌替啶 100～200mg,静脉持续滴注。现已很少应用。

3.不良反应

(1)偶尔有低血压、恶心、呕吐、眩晕、出汗、口干及下肢震颤等不良反应。有时于患者入睡前出现短暂兴奋、烦躁,将哌替啶与异丙嗪合用可不致发生。

(2)用药过量可出现中枢神经系统兴奋,表现为谵妄、瞳孔散大、抽搐等,可能系其代谢产物去甲哌替啶酸蓄积所致。

(3)服用单胺氧化酶抑制剂治疗的患者,使用哌替啶可出现严重毒性反应,表现血压严重下降、呼吸抑制、抽搐、大汗和长时间昏迷,甚至致死。这可能与单胺氧化酶抑制剂抑制体内单胺氧化酶活力,使哌替啶及其代谢产物去甲哌替啶酸的降解受到抑制有关。

三、芬太尼、舒芬太尼、瑞芬太尼

1.芬太尼

(1)药理特性:①芬太尼的镇痛强度为吗啡的 75～125 倍,为哌替啶的 350～500 倍;作用持续时间约为 30min。是目前临床麻醉中应用的最主要麻醉性镇痛药。对大脑皮层的抑制轻微,在镇痛的同时,患者的意识仍保持清醒,这与吗啡、哌替啶不同。②对呼吸中枢都有抑制作用,表现呼吸频率减慢,与剂量相关。芬太尼 0.05～0.08mg 静脉注射,不抑制呼吸;0.2～0.3mg,呼吸停止 15～30min;0.5～0.6mg,呼吸长时间停止,且具有与皮层功能呈分离的独特现象,即患者神志清楚而无呼吸,表现为"遗忘呼吸"(即嘱咐患者呼吸时,患者能够自主呼吸,但随即又处于呼吸停止状态)。③对心血管系统的影响都很轻,不抑制心肌收缩力,不影响血压。芬太尼和舒芬太尼可引起心动过缓,可用阿托品治疗。④可引起恶心、呕吐和尿潴留,但不引起组胺释放。

(2)临床应用:芬太尼的适应证与禁忌证,与吗啡基本相同。①全身麻醉诱导。对于成年患者,芬太尼与静脉全麻药、镇静药和肌松药复合,进行麻醉诱导后气管插管,是目前临床上最常用的全身麻醉诱导方法。常用剂量为 0.1～0.3mg,可有效抑制气管插管时的应激反应。如以芬太尼为主来抑制气管插管时的心血管反应,其剂量需达 6μg/kg 左右。②全身麻醉维持。作为全凭静脉麻醉或静吸复合全身麻醉的主要成分,镇痛作用强大。一般在手术开始前及手术过程中每 30～60min 追加 0.05～0.1mg,或在进行刺激性较强的手术操作前根据具体情况追加,以抑制机体过高的应激反应。取其对心血管影响轻微的特点,可用大剂量芬太尼(30～100μg/kg 静脉注射)施行"全凭静脉复合麻醉",最适用于体外循环心脏内直视手术的麻醉,有利于术后患者循环功能恢复。为加强镇静作用,也可在麻醉诱导和维持时给予适量地西泮等中枢性镇静药。③用于时间短的门诊手术,如人工流产、脓肿切开引流术等。体重正常的成年人芬太尼用量为 0.1mg 左右,并复合应用异丙酚或咪达唑仑,以弥补其中枢镇静作用的不足,但应注意药物协同作用所致的呼吸、循环功能抑制。④与氟哌利多配制成"氟芬合剂",施行"神经安定镇痛麻醉"或用作椎管内麻醉的辅助药。

2. 舒芬太尼

(1)舒芬太尼是镇痛效应最强的阿片类药物,其镇痛强度是芬太尼的 5～10 倍。与芬太尼相比,舒芬太尼的消除半衰期较短,但其镇痛作用持续时间却较长,为芬太尼的 2 倍。与等效剂量的芬太尼相比,舒芬太尼静脉麻醉时患者循环功能更为稳定,因此它更适合于心血管手术和老年患者的麻醉。舒芬太尼麻醉时对呼吸系统的影响呈剂量依赖性,抑制应激反应的效果优于芬太尼、恶心、呕吐和胸壁僵硬等作用也与芬太尼相似。

(2)根据使用剂量的不同,舒芬太尼静脉麻醉有大剂量、中剂量和低剂量三种方法。大剂量(8～50μg/kg)用于心胸外科、神经外科等复杂大手术的麻醉;中等剂量(2～8μg/kg)用于较复杂普通外科手术麻醉;低剂量(0.1～2μg/kg)用于全身麻醉诱导或门诊小手术的麻醉。舒芬太尼麻醉时可采用三种给药方法:诱导期总量一次给予、一定剂量诱导后术中按需追加或一定剂量诱导后持续静脉滴注维持。

3. 瑞芬太尼

(1)瑞芬太尼是新型超短时效阿片类镇痛药,消除半衰期约为 9min。它是纯粹的 μ 型阿片受体激动剂,镇痛强度与芬太尼相当。瑞芬太尼的化学结构中含有酯键,可被血液和组织中的非特异性酯酶迅速水解为无药理活性的代谢产物,这种特殊的代谢方式是其作用时间短、恢复迅速、无蓄积的原因。瑞芬太尼还可使脑血管收缩,脑血流降低,颅内压亦明显降低,因而适合于颅脑手术的麻醉。瑞芬太尼的药效学和药动学特性使其用于临床具有下列优点:①可以精确调整剂量,麻醉平稳,并易于逆转。②不良反应较其他阿片类药物减少。③不依赖肝肾功能。④重复应用或持续输注无蓄积。

(2)瑞芬太尼可以用于全身麻醉的诱导和维持。麻醉诱导时,先给予异丙酚和维库溴铵,然后静脉注射瑞芬太尼 2～4μg/kg 行气管插管,可有效抑制插管反应。在全身麻醉的维持过程中,与静脉或吸入全麻药合用时剂量为每分钟 0.25～2μg/kg。由于瑞芬太尼作用时间短、术后苏醒迅速的特点,使其还特别适合于门诊短小手术的麻醉。

(3)瑞芬太尼也可出现其他阿片类药物的不良反应,如呼吸抑制、恶心、呕吐和肌肉僵硬等,但持续时间较短。值得注意的是由于瑞芬太尼停药后作用消失很快,术后疼痛发生早,剧烈的疼痛可以引发心脑血管系统意外。因此,临床多采用术后持续给予亚麻醉剂量瑞芬太尼或术后即刻注射长效类阿片药物的方法进行术后镇痛。

四、曲马多

1.临床应用　曲马多主要用于急性或慢性疼痛。因其不引起括约肌痉挛,可用于急性胰腺炎、胆绞痛等患者。口服制剂尤其适用于老年人、婴幼儿。一般每次 50mg 静脉注射、肌内注射或口服,半小时观察无效,可再追加给 50mg。严重疼痛者首次可给 100mg,每日总量不超过 400mg。此药对癌症患者可有效镇痛,长期服用很少产生耐受性。

2.不良反应　较少见,偶见口干、恶心、呕吐、多汗、头晕、疲劳。静脉注射过快可出现出汗、面红、一过性心动过速等征象。

五、纳洛酮

1.药理特性　属纯粹的阿片受体拮抗药。

(1)拮抗强度是烯丙吗啡的 30 倍,不仅拮抗阿片受体激动药(如吗啡等),也拮抗阿片受体激动拮抗药(如喷他佐辛)。

(2)亲脂性很强,约为吗啡的 30 倍,易透过血脑屏障,静脉注射后脑内浓度可达血浆浓度的 4.6 倍,故起效迅速,拮抗作用强。

(3)血浆蛋白结合率为 46%,主要在肝内生物转化,随尿排出。消除半衰期为 30～78min,药效维持时间短。

2.临床应用

(1)适应证:①解救麻醉性镇痛药急性中毒,拮抗这类药的呼吸抑制作用,使患者苏醒。②复合麻醉结束后,拮抗麻醉性镇痛药的残余作用。③拮抗因母体应用麻醉性镇痛药而产生的新生儿呼吸抑制。④鉴别麻醉性镇痛药的成瘾性,用本药可诱发戒断症状时即可确诊。⑤创伤应激可引起 β 内啡肽释放,休克期心血管功能障碍与 β 内啡肽作用有关。因此,有人提出了应用纳洛酮治疗休克的可能性,但效果犹待进一步证实。

(2)静脉注射后 2～3min 即产生最大效应,作用持续时间约 45min。肌内注射后 10min 达最大效应,持续约 2.5～3h。本药的持续时间远较吗啡中毒的持续时间短许多,若仅用单次剂量拮抗,虽自主呼吸能有效恢复,但作用消失后患者将再度陷入昏睡和呼吸抑制。为维持疗效,宜先单次静脉注射 0.3～0.4mg,15min 后再肌内注射 0.6mg,或继以 5μg/kg 静脉滴注。

3.不良反应　本药拮抗麻醉性镇痛药的起效甚快,用药后痛觉可突然恢复,并出现交感兴奋,表现血压增高、心率增快、心律失常,甚至肺水肿和心室纤颤。因此,需慎重用药,及时处理。

第七节　肌肉松弛药

肌肉松弛药主要作用部位在骨骼肌的神经肌肉接头后膜处,故称"神经肌肉接头阻滞药"(简称"肌松药"),其主要作用为阻滞乙酰胆碱受体,干扰神经肌肉之间兴奋的正常传递,产生骨骼肌松弛的功效。

一、肌松药的类型

1. 非去极化型肌松药

(1) 常用药物：潘库溴铵、维库溴铵、阿曲库铵等，与神经肌肉接头后膜处的乙酰胆碱受体具有强亲和力，因占领受体并降低受体对乙酰胆碱的反应，使接头后膜不能正常传递神经肌肉之间的兴奋，产生阻滞效应，表现为骨骼肌松弛。

(2) 胆碱酯酶抑制药(如新斯的明)通过抑制乙酰胆碱酯酶，使接头处的乙酰胆碱失活减慢而浓度逐渐增高，从而再竞争性占领乙酰胆碱受体，提高受体对乙酰胆碱的反应，由此恢复肌张力，故有"肌松药拮抗药"之称。

2. 去极化型肌松药

(1) 常用者只有琥珀胆碱。与乙酰胆碱受体结合后，产生接头后膜持续性去极化，从而出现骨骼肌松弛效应。

(2) 在首次去极化的过程中，全身骨骼肌肌纤维表现不协调的"成束收缩"，并继发眼内压、颅内压和胃内压升高，术后可能出现肌痛等不良反应。

(3) 此类肌松效应不能被胆碱酯酶抑制药拮抗，相反，肌松效应反而可被增强。

二、肌松药的使用原则

1. 肌松药以使用最小有效量为原则。大剂量不仅时效过长，拮抗或消除也困难。

2. 应用肌松药必须具备呼吸管理的基本条件。肌松药对全身各部位肌肉都产生麻痹效应，包括膈肌和肋间肌麻痹。因此，用药必须与气管插管控制呼吸并用，以保证通气。

3. 要明确肌松药不是麻醉药，无麻醉作用。因此，只能在全麻下应用。禁忌，在患者意识尚存在的情况下应用。

4. 全麻药与肌松药协同增强，在合理使用下两者各自的用药剂量均可减少。

5. 利用周围神经刺激器监测神经肌肉接头传递功能，可判断剂量个体化，决定最佳追加剂量，判断拮抗药的使用时机，以及鉴别去极化型和脱敏感型阻滞，均有重要价值。

三、非去极化型肌松药

1. 潘库溴铵

(1) 药理特性：①效能比右旋筒箭毒强4～5倍，起效较快，时效接近；轻微释放组胺，不易透过胎盘屏障，适用于支气管哮喘患者或孕妇。②心血管效应较明显，产生中度解迷走效应，导致交感活动增强、儿茶酚胺释放增多，出现心率增快和血压升高，个别患者出现房室分离或室性心律失常。③主要在肝内代谢，60%～80%经肾脏消除，小部分经肝胆系排泄。肾功能不全时，时效延长。肝脏疾病时，起效变慢，初始剂量需稍大，且时效延长。胆管梗阻时，消除率下降，时效延长。

(2) 临床应用：①气管内插管，0.1～0.15mg/kg 静脉注射，肌松在 2～3min 达峰值，维持45～60min。②术中维持肌松，0.04～0.08mg/kg 静脉注射，1min 起效，3～5min 达高峰，作用维持 40～60min。③反复用药可产生蓄积,肌松残余作用可用新斯的明拮抗。④慎用于高血压、心动过速、严重肝肾功能不全及胆管梗阻患者。

2.维库溴铵

(1)药理特性:①为中效非去极化型肌松药,无心血管系不良反应,不释放组胺。肌松作用起效较潘库溴铵稍快,药效略强,时效较短,反复用药基本无蓄积,是比较理想的肌松药。植物神经节阻滞作用极强是其特点,也是对心血管系统无不良反应的唯一肌松药。②肝脏是其主要消除器官,大部分以原形、小部分经代谢后迅速排入胆汁,仅 20%经肾脏排泄。因此,反复用药无蓄积性,肾功能不全时仍能应用,但肝硬化、阻塞性黄疸时,消除减慢,时效可延长。

(2)临床应用:①气管内插管,0.07～0.15mg/kg 静脉注射,3～5min 达峰值可插管,20min 开始消退。②术中维持肌松,首剂 0.05～0.07mg/kg,1min 起效,3～5min 达高峰,20min 左右开始消退,25min 时肌张力完全恢复。可按需再次用药,剂量为首剂的 1/3～1/2;也可用静脉连续滴注法维持肌松,按 1g/(kg·min)速度即可。③肌松残余作用可用新斯的明拮抗。

3.阿曲库铵(阿曲可林)

(1)药理特性:①为中时效非去极化型肌松药,起效较快、时效近似维库溴铵、对心血管系无不良反应、反复用药无蓄积性。②在体内主要通过“霍夫曼消除反应”分解消除,小部分经酯解反应分解,最适用于肝、肾功能不全的患者碱性环境和温度升高可加速霍夫曼反应,使药效缩短,故需低温冰箱贮存,也不能与硫喷妥钠等碱性药物混合。(霍夫曼消除反应是药物分解的一种特殊反应,为纯化学过程,在生理 pH 和体温下即可进行,不受肝、肾功能、假性胆碱酯酶活性等生物学条件所影响)。③其神经节阻滞作用极微,解迷走作用与维库溴铵相似,对心率无影响,有轻微组胺释放作用,偶尔可出现皮疹、支气管痉挛及心动过缓。

(2)临床应用:①气管内插管,0.5～0.8mg/kg 静脉注射,1min 内起效,2～4min 达高峰后可插管,作用持续 3min 左右,追加剂量为首次量的 1/3～1/2。②术中维持肌松,按 0.1mg/(kg·min)静脉滴注,停药后肌张力可迅速恢复,不受滴注时间长短和总剂量大小的影响。③其肌松效应可用新斯的明拮抗。

四、去极化型肌松药

琥珀胆碱为临床唯一的去极化肌松药。

1.药理特性

(1)水溶液不稳定,pH 3～4.5,遇碱性物质易分解沉淀,禁与硫喷妥钠等混合。

(2)可被假性胆减酯酶迅速水解,产生琥珀单胆碱和胆碱。琥珀单胆碱仍保留琥珀胆碱的肌松活性 1/50,水解较慢(为琥珀胆碱的 1/6)。因此,反复静脉注射或连续滴注可出现蓄积。

(3)琥珀胆碱不能使用新斯的明拮抗,肌松作用反而延长。

2.临床应用

(1)气管内插管:单次静脉注射 0.8～2mg/kg,15～20s 出现肌纤维成束收缩,1min 左右肌肉完全松弛,呼吸停止持续 4～5min,肌松作用维持 5～12min,可重复注射,不必减量。

(2)对静脉穿刺困难的小儿和成人,可将琥珀胆碱稀释成 10mg/mL 溶液经肌内注射用药,小儿 1.5mg/kg,成人 1.5～2mg/kg 分别于 1～6min 和 2～8min 出现肌松,维持 20～30min。

(3)长时间手术时可用 0.1%～0.2%琥珀胆碱溶液静脉持续滴注。滴速为 3～4mg/min;配成 0.1%琥珀胆碱、1%普鲁卡因溶液,可施行静脉复合麻醉,两者协同增强。

3. 不良反应

(1)血钾升高:肌纤维成束收缩过程中,钾离子自肌细胞外移,可引起血清 K^+ 升高。正常成人静脉注射琥珀胆碱 1mg/kg,血清钾升高 0.2～0.5mmol/L,一般无碍,但对原先高钾血症患者具有威胁。瘫痪患者应用琥珀胆碱,钾离子外移更多,血清钾明显增高,甚至高达 9～13mmol/L,可导致严重律失常或心搏骤停意外。此种"去神经高血钾反应"还易见于严重烧伤、广泛软组织损伤、上或下运动神经元疾病、严重腹腔感染以及肾衰竭患者。因此,对这类患者应避用琥珀胆碱,尤其对严重烧伤或截瘫后 0.5～3 个月的患者应禁止使用。

(2)肌纤维成束收缩:全身肌纤维不协调收缩可引起眼内压、胃内压和颅内压升高,以及术后肌痛。因此,对下列患者应禁忌琥珀胆碱:①因眼外肌剧烈收缩,眼内压于注射后 1min 即升高,持续 6min,因此,对青光眼患者应慎用琥珀胆碱。②眼穿透伤或近期第二次内眼手术患者应禁忌使用。③对妊娠、腹水、肠梗阻等腹压显著升高的患者,用药后的腹压升高可促使胃肠内容物反流、误吸,故需慎用或避用。④颅内压已升高的患者,应避用琥珀胆碱。术后肌痛发生率国外为 20%～50%,多见于小手术后,尤易见于女性或术后早期活动患者,以腰和小腿为甚。加用安定,术后肌痛显著减少。

(3)作用时间延长:大剂量或连续滴注琥珀胆碱(超过 400～1000mg),容易转为非去极化阻滞(脱敏感阻滞),肌松时效显著延长。常见呼吸延迟恢复 30min 左右,甚至几小时。此时,应坚持人工呼吸,同时输用新鲜血、冰冻干血浆以提高血浆胆碱酯酶浓度,或补充钙制剂等,不可盲目使用新斯的明拮抗。呼吸延迟恢复时,应用神经肌肉接头功能监测仪具有指导价值。

五、肌松药拮抗药

1. 药理特性

(1)肌松药拮抗药(新斯的明)是胆碱酯酶抑制药,通过抑制胆碱酶对乙酰胆碱的水解,促使神经肌接头的乙酰胆碱蓄积,竞争性地取代已与受体结合的非去极化肌松药,从而发挥拮抗作用。此外,新斯的明还促使神经末梢释放乙酰胆碱增多。

(2)在拮抗的同时,可能出现副交感神经节兴奋,引起心动徐缓、血压下降、唾液和呼吸道分泌物增多、胃肠蠕动增强、支气管痉挛,甚或心搏骤停等不良反应,较大剂量的新斯的明更易发生,故需严格掌握剂量。一旦出现胆碱能危象,可用阿托品拮抗。为预防,可将阿托品与新斯的明混合在一起使用。

2. 临床应用

(1)术毕将新斯的明 0.04～0.05mg/kg 和阿托品 0.02mg/kg 混合后静脉缓慢注射。为防止过量,可分成 2 份,先静脉注射 1 份,观察 3～5min 无异常反应后,再静脉注射另一份。

(2)将新斯的明与胃长宁(格隆溴铵)混合后静脉注射,效果可能较阿托品好。胃长宁其外周抗胆碱作用强而持久,作用维持时间较阿托品长 3～4 倍。预防新斯的明引起心动过缓的剂量:按新斯的明每 1mg 折合胃长宁 0.2mg 计量(或胃长宁 0.2mg 相当于阿托品 1mg)。

第八节　丁酰苯类药

丁酰苯类药属抗精神病药,其化学结构与吩噻嗪类不同,但作用相似,通过阻滞边缘系统、下丘脑和黑质—纹状体系统等部位的多巴胺受体而产生很强的镇静和镇吐作用,有椎体外系反应等不良反应。口服经肠道吸收,在肝脏生物转化,代谢产物随尿和胆汁排出。氟哌啶醇和氟哌利多(氟哌啶)为临床最常用的丁酰苯类药。前者用于治疗精神病,后者主要用于临床麻醉,目前已替代吩噻嗪类的地位。现只介绍氟哌利多。

一、药理特性

1.静脉注射后 5～8min 生效,最佳效应持续时间约 3～6h。安定作用相当于氯丙嗪的 200 倍,氟哌啶醇的 3 倍。不产生遗忘,镇吐作用为氯丙嗪的 700 倍。

2.增强其他中枢神经抑制药的效应;无抗惊厥作用。

3.引起脑血管收缩,脑血流减少,产生降低颅内压的作用,但脑耗氧量并不相应下降,故对脑血管病变患者可能不利。

4.对心肌收缩力无影响,有 α 肾上腺素能阻滞作用,使血管轻度扩张,口服或肌内注射对血压无明显影响,静脉注射有血压轻度下降作用,对低血容量者需加以重视。

5.用于嗜铬细胞瘤患者反可引起血压显著升高,可能与诱发肾上腺髓质释放儿茶酚胺或抑制嗜铬细胞摄取儿茶酚胺有关,应引起重视。

6.有明显抗心律失常作用,可能与延长心肌不应期有关。

7.对呼吸无明显影响,适用于慢性阻塞性肺疾病患者作为麻醉前用药。

8.血浆蛋白结合率为 85%～90%;消除半衰期 2～3h。除 10% 以原形随尿排出外,其余均在肝内生物转化,代谢产物大部分在 24h 内随尿或粪排出。

二、临床应用

1.氟哌利多已替代氯丙嗪和氟哌啶醇的位置,是目前麻醉科应用最广的强安定药。作为麻醉前用药的剂量为 2.5～5mg 肌内注射或静脉注射。

2.施行神经安定镇静术或麻醉。

第四章　局部麻醉

第一节　局部麻醉技术

一、表面麻醉

将渗透作用强的局麻药与局部黏膜接触,使其透过黏膜而阻滞浅表神经末梢所产生的无痛状态,称为表面麻醉。表面麻醉使用的局麻药,难以达到上皮下的痛觉感受器,仅能解除黏膜产生的不适,因此表面麻醉只能对刺激来源于上皮组织时才有效果。黏膜细胞的指状突起与邻近细胞交错形成功能性表面,局麻药容易经黏膜吸收,皮肤细胞排列较密,外层角化,吸收缓慢而且吸收量少,故表面麻醉只能在黏膜上进行。但一种复合表面麻醉配方 EMLA 为5％利多卡因和 5％丙胺卡因盐基混合剂,皮肤穿透力较强,可用于皮肤表面,可以减轻经皮肤静脉穿刺和置管的疼痛,也可用于植皮,但镇痛完善约需 45～60min。

(一)表面麻醉药

目前应用于表面麻醉的局麻药分两类:羟基化合物和胺类。临床上应用的羟基化合物类表面麻醉药是芳香族和酯类环族醇,为苯甲醇、苯酚、间苯二酚和薄荷醇等,制成洗剂、含漱液、乳剂、软膏和铵剂,与其他药物伍用于皮肤病、口腔、肛管等治疗,与本章表面麻醉用于手术、检查和治疗性操作镇痛的目的并不一致。本节讨论的胺类表面麻醉药,分为酯类和酰胺类。酯类中有可卡因、盐酸已卡因、哔哌卡因、对氨基苯甲酸酯和高水溶性的丁卡因。酰胺类包括地布卡因和利多卡因。另外尚有既不含酯亦不含酰胺的达克罗宁和盐酸丙胺卡因,达克罗宁为安全的可溶性表面麻醉药,刺激性很强,注射后引起组织坏死,只能作表面麻醉用。混合制剂 TAC 可通过划伤皮肤而发挥作用,由 0.5％丁卡因,10％～11.8％可卡因,加入含 1:200000 肾上腺素组成,在美国广泛用于儿童皮肤划伤须缝合时表面麻醉,成人最大使用安全剂量为 3～4mL/kg,儿童为 0.05mL/kg。TAC 不能透过完整皮肤,但能迅速被黏膜所吸收而出现毒性反应。为避免毒性反应及成瘾性,研究不含可卡因的替代表面麻醉剂,发现丁卡因—苯肾上腺素的制剂与 TAC 一样可有效用于皮肤划伤。

(二)操作方法

1.眼科手术　角膜的末梢神经接近表面,结合膜囊可存局麻药 1～2 滴,为理想的给药途径。具体方法为患者平卧,滴入 0.25％丁卡因 2 滴,令患者闭眼,每 2min 重复滴药 1 次,3～5次即可。麻醉作用持续 30min,可重复应用。

2.鼻腔手术　鼻腔感觉神经来自三叉神经的眼支,它分出鼻睫状神经支配鼻中隔前1/3;筛前神经到鼻侧壁;蝶腭神经节分出后鼻神经和鼻腭神经到鼻腔后1/3的黏膜。筛前神经及鼻神经进入鼻腔后都位于黏膜之下,可被表面麻醉所阻滞。

方法:用小块棉布先浸入1∶1000肾上腺素中,挤干后再浸入2%～4%利多卡因或0.5%～1%丁卡因中,挤去多余局麻药,然后将棉片填贴于鼻甲与鼻中隔之间约3min。在上鼻甲前庭与鼻中隔之间再填贴第二块局麻药棉片,待10min后取出,即可行鼻息肉摘除,鼻甲及鼻中隔手术。

3.咽喉、气管及支气管表面麻醉　声襞上方的喉部黏膜,喉后方黏膜及会厌下部的黏膜,最易诱发强烈的咳嗽反射。喉上神经侧支穿过甲状舌骨膜,先进入梨状隐窝外侧壁,最后分布于梨状隐窝前壁内侧黏膜上,故梨状隐窝处施用表面麻醉即可使喉反射迟钝。软腭、腭扁桃体及舌后部易引起呕吐反射,此处可以使用喷雾表面麻醉。但应控制局麻药用量,还应告诫患者不要吞下局麻药,以免吸收后发生毒性反应。咽喉及声带处手术,施行喉上神经内侧支阻滞的方法是:用弯喉钳夹浸入局麻药的棉片,慢慢伸入喉侧壁,将棉片按入扁桃体后梨状隐窝的侧壁及前壁1min,恶心反射即可减轻,可行食管镜或胃镜检查。咽喉及气管内喷雾法是施行气管镜、支气管镜检查,或施行气管及支气管插管术的表面麻醉方法。先令患者张口,对咽部喷雾3～4下,2～3min后患者咽部出现麻木感,将患者舌体拉出,向咽喉部黏膜喷雾3～4下,间隔2～3min,重复2～3次。最后用喉镜显露声门,于患者吸气时对准声门喷雾,每次3～4下,间隔3～4min,重复2～3次,即可行气管镜检或插管。另一简单方法是在患者平卧头后仰时,在环状软骨与甲状软骨间的环甲膜作标记。用22G 3.5cm针垂直刺入环甲膜,注入2%利多卡因2～3mL或0.5%丁卡因2～4mL。穿刺及注射局麻药时嘱患者屏气、不咳嗽、吞咽或讲话,注射完毕鼓励患者咳嗽,使药液分布均匀。2～5min后,气管上部、咽及喉下部便出现局麻作用。

4.注意事项

(1)浸渍局麻药的棉片填敷于黏膜表面之前,应先挤去多余的药液,以防吸收过多产生毒性反应。填敷棉片应在头灯或喉镜下进行,以利于正确安置。

(2)不同部位的黏膜吸收局麻药的速度不同。一般说来在大片黏膜上应用高浓度及大剂量局麻药易出现毒性反应,重者足以致命。根据Adriani及Campbell的研究,黏膜吸收局麻药的速度与静脉注射相等,尤以气管及支气管喷雾法,局麻药吸收最快。故应严格控制剂量,否则大量局麻药吸收后可抑制心肌,患者迅速虚脱,因此事先应备妥复苏用具及药品。

(3)表面麻醉前须注射阿托品,使黏膜干燥,避免唾液或分泌物妨碍局麻药与黏膜的接触。

(4)涂抹于气管导管外壁的局麻药软膏最好用水溶性的,应注意其麻醉起效时间至少需1min,所以不能期望气管导管一经插入便能防止呛咳,于清醒插管前,仍须先行咽、喉及气管黏膜的喷雾表面麻醉。

二、局部浸润麻醉

沿手术切口线分层注射局麻药,阻滞组织中的神经末梢,称为局部浸润麻醉。

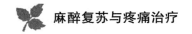

（一）常用局麻药

根据手术时间长短，选择应用于局部浸润麻醉的局麻药，可采用短时效（普鲁卡因或氯普鲁卡因）；中等时效（利多卡因、甲哌卡因或丙胺卡因）或长时效局麻药（布比卡因或依替卡因）。

（二）操作方法

具体操作方法为取 24～25G 皮内注射针，针头斜面紧贴皮肤，进入皮内以后推注局麻药液，造成白色的桔皮样皮丘，然后取 22G 长 10cm 穿刺针经皮丘刺入，分层注药，若需浸润远方组织，穿刺针应由上次已浸润过的部位刺入，以减少穿刺疼痛。注射局麻药液时应加压，使其在组织内形成张力性浸润，与神经末梢广泛接触，以增强麻醉效果。

（三）注意事项

1. 注入局麻药要深入至下层组织，逐层浸润，膜面、肌膜下和骨膜等处神经末梢分布最多，且常有粗大神经通过，局麻药液量应加大，必要时可提高浓度。肌纤维痛觉神经末梢少，只要少量局麻药便可产生一定的肌肉松弛作用。

2. 穿刺针进针应缓慢，改变穿刺针方向时，应先退针至皮下，避免针干弯曲或折断。

3. 每次注药前应抽吸，以防局麻药液注入血管内。局麻药液注毕后须等待 4～5min，使局麻药作用完善，不应随即切开组织致使药液外溢而影响效果。

4. 每次注药量不要超过极量，以防局麻药毒性反应。

5. 感染及癌部位不宜用局部浸润麻醉。

三、区域阻滞

围绕手术区，在其四周和底部注射局麻药，以阻滞进入手术区的神经干和神经末梢，称为区域阻滞麻醉。可通过环绕被切除的组织（如小囊肿、肿块活组织等）做包围注射，或在悬雍垂等组织（舌、阴茎或有蒂的肿瘤）环绕其基底部注射。区域阻滞的操作要点与局部浸润法相同。主要优点在于避免穿刺病理组织，适用于门诊小手术，也适于健康状况差的虚弱患者或高龄患者。

四、静脉局部麻醉

肢体近端上止血带，由远端静脉注入局麻药以阻滞止血带以下部位肢体的麻醉方法称静脉局部麻醉。静脉局部麻醉首次由 August Bier 介绍，故又称 Bier 阻滞，主要应用于成人四肢手术。

（一）作用机制

肢体的周围神经均有伴行血管提供营养。若以一定容量局麻药充盈与神经伴行的静脉血管，局麻药可透过血管而扩散至伴行神经而发挥作用。在肢体远端缚止血带以阻断静脉回流，然后通过远端建立的静脉通道注入一定容量局麻药以充盈肢体静脉系统即可发挥作用，通过这种方法局麻药主要作用于周围小神经及神经末梢，而对神经干作用较小。

（二）适应证

适用于能安全放置止血带的远端肢体手术，受止血带限制，手术时间一般在 1～2h 内为宜,如神经探查、清创及异物清除等。如果并发有严重的肢体缺血性血管疾患则不宜选用此法。下肢主要用于足及小腿手术,采用小腿止血带,应放置于腓骨颈以下,避免压迫腓浅神经。

（三）操作方法

1. 在肢体近端缚 2 套止血带。

2. 肢体远端静脉穿刺置管。据有学者统计,选择静脉部位与麻醉失败率之间关系为肘前＞前臂中部、小腿＞手、腕、足。

3. 抬高肢体 2～3min,用弹力绷带自肢体远端紧绕至近端以驱除肢体血液。

4. 先将肢体近端止血带充气至压力超过该侧肢体收缩压 13.3kPa,然后放平肢体,解除弹力绷带。充气后严密观察压力表,谨防漏气使局麻药进入全身循环而导致局麻药中毒反应。

5. 经已建立的静脉通道注入稀释局麻药,缓慢注射(90s 以上)以减轻注射时疼痛,一般在 3～10min 后产生麻醉作用。

6. 多数患者在止血带充气 30～45min 以后出现止血带部位疼痛。此时可将远端止血带(所缚皮肤已被麻醉)充气至压力达前述标准,然后将近端止血带(所缚皮肤未被麻醉)放松。无论在何情况下,注药后 20min 内不可放松止血带。整个止血带充气时间不宜超过 1～1.5h。若手术在 60～90min 内尚未完成,而麻醉已消退,此时须暂时放松止血带,最好采用间歇放气,以提高安全性。恢复肢体循环 1min 后,再次充气并注射 1/2 首次量的局麻药。

（四）局麻药的选用与剂量

利多卡因为最常用的局麻药,为避免药物达到极量又能使静脉系统充盈,可采用大容量稀释的局麻药。以 70kg 患者为例,上肢手术可用 0.5% 利多卡因 50mL,下肢手术可用 0.25% 利多卡因 60～80mL,一般总剂量不要超过 3mg/kg。丙胺卡因和布比卡因也成功用于静脉局部麻醉。0.25% 利比卡因用于 Bier 阻滞,松止血带后常可维持一定程度镇痛,但有报道因心脏毒性而致死亡的病例。丙胺卡因结构与利多卡因相似,且入血后易分解,故其 0.5% 溶液亦为合理地选择。氯普鲁卡因效果亦好,且松止血带后氯普鲁卡因可被迅速水解而失活,但约 10% 患者可出现静脉炎。

（五）并发症

静脉局部麻醉主要并发症是放松止血带后或漏气致大量局麻药进入全身循环所产生的毒性反应。所以应注意:①在操作前仔细检查止血带及充气装置,并校准压力计。②充气时压力至少达到该侧收缩压 13.3kPa 以上,并严密监测压力计。③注药后 20min 以内不应放松止血带,放止血带时最好采取间歇放气法,并观察患者神志状态。

第二节　神经干(丛)阻滞技术

一、颈神经丛阻滞

（一）解剖

颈神经丛由 $C_{1\sim4}$ 脊神经前支组成。第 1 颈神经主要是运动神经,支配枕骨下角区肌肉,后 3 对颈神经均为感觉神经,出椎间孔后,从后面横过椎动脉及椎静脉,向外延伸,到达横突尖端时分为升支及降支,这些分支与上下相邻的颈神经分支在胸锁乳突肌之后连接成网状,称为颈神经丛。颈神经丛分为深丛及浅丛,还形成颈袢,与颈$_5$部分神经纤维形成膈神经。颈浅神经丛在胸锁乳突肌后缘中点形成放射状分布,向前即颈前神经,向下为锁骨上神经,向后上为耳大神经,向后为枕小神经,分布于颌下、锁骨、整个颈部及枕部区域的皮肤浅组织,呈披肩状。颈深神经丛主要支配颈前及颈侧面的深层组织。

(二)药物及药物配制

由于颈部供血丰富,颈神经丛阻滞较其他部位神经阻滞持续时间短,因此在局麻药安全剂量范围内选用中效或长效局麻药。采用两种局麻药混合液以求达到起效迅速,维持时间长,如 1% 利多卡因与 0.15% 丁卡因混合液,1% 利多卡因与 0.25% 布比卡因混合液。颈深神经丛阻滞常采用较高浓度局麻药,如 1.5% 利多卡因或 0.5% 布比卡因,以取得较好的运动阻滞。亦可在局麻药中加用 1∶200000 肾上腺素,延长作用时间。

(三)适应证

颈浅神经丛阻滞可用于锁骨上颈部表浅手术,而颈部较深手术,如甲状腺手术、颈动脉内膜剥脱术等,尚需行颈深神经丛阻滞。但由于颈部尚有后四对脑神经支配,故单纯行颈神经丛阻滞效果不完善,可用辅助药物以减轻疼痛。

(四)标志

第 6 颈椎横突结节(又称 chassaignac′s 结节)是颈椎横突中最突出者,位于环状软骨水平,可以扪及。由乳突尖至第 6 颈椎横突作一连线,在此连线上乳突下约 1.5cm 为第 2 颈椎横突,第 2 颈椎横下约 3cm 为第 4 颈横突,位于颈外静脉与胸锁乳突肌后缘交叉点附近,第 3 颈椎横突位于 C$_{2,4}$横突之间。

(五)操作步骤

1.颈深神经丛阻滞

(1)患者仰卧去枕,头偏向对侧,分别在第 2,3,4 颈椎横突处作标记,常规消毒皮肤后在横突标记处作皮丘。

(2)先从第 4 颈椎横突开始,用 22G 长 3.5cm 穿刺针从颈椎侧面经皮丘垂直穿刺,方向轻微偏尾侧以避免损伤椎动、静脉,若遇有坚实骨质感而进针深度在 2～3cm 之间表明已触及横突,此时患者有酸胀感,回抽无血或脑脊液,即可注入 3～4mL 局麻药。

(3)以同样方法在第 2,3 颈椎横突面上各注 3～4mL 局麻药,若手术不涉及颈上部和颌下部可不阻滞第 2 颈神经。

2.颈浅神经丛阻滞

(1)于第 4 颈椎横突处作标记,或采取颈外静脉与胸锁乳头肌后缘交点,常规消毒后在标记处作皮丘。

(2)由标记处垂直刺入皮肤,缓慢进针,遇一刺破纸样落空感后表明针尖已穿过颈阔肌,将局麻药注射至颈阔肌和皮下,亦可在颈阔肌表面向横突、锁骨和颈前方作浸润注射,以阻滞颈浅丛各分支,一般每侧药量 10mL 左右。

3.肌间沟阻滞法 体位同颈前阻滞法,在甲状软骨上缘平面,扪及胸锁乳突肌外侧缘,手指下滑至前斜角肌上缘,再向外即可摸及前中斜角肌的肌间沟。穿刺针由肌间沟垂直刺入,方向略向后向下,遇异感即可停止进针,若无异感,调整方向再行探刺,但穿刺方向不宜超过横突水平。出现异感后回抽无血或脑脊液即可注入局麻药,为促使药液向上扩散而阻滞颈神经丛,可采取头低位或压迫穿刺针下方的肌间沟。

（六）并发症

1. 局麻药毒性反应　主要是穿刺针误入颈部血管而未及时发现所致,因此注药前应抽吸,证明针尖深度在横突部位;如果注药压力过大,速度过快,亦会因局麻药迅速大量吸收而导致中毒。

2. 高位硬膜外阻滞或全脊麻　穿刺针进针过深或进针方向偏内,均可致针尖进入硬膜外腔,甚至蛛网膜下隙。使用短针,进针切勿过深,注药 2～3mL 后观察无脊麻反应后再注入余液,即可预防。

3. 膈神经阻滞　膈神经主要由第 4 颈神经组成,同时接受第 3、5 颈神经的小分支。颈深丛阻滞常易累及膈神经,双侧受累时可出现呼吸困难及胸闷,故应避免进行双侧颈深丛阻滞。

4. 喉返神经阻滞　针刺过深,注药压力太大均可使患者迷走神经阻滞,而致患者声音嘶哑、失音,甚至呼吸困难,此症状一般在 1h 内缓解。

5. Homer 综合征　颈交感神经被阻滞后出现同侧眼睑下垂、瞳孔缩小、眼球内陷、眼结膜充血、鼻塞、面微红及不出汗等症状,短期内可自行缓解。

6. 椎动脉刺伤后引起出血,血肿形成。

二、臂神经丛阻滞

（一）解剖

1. 臂丛神经组成　臂神经丛由 $C_{5\sim8}$ 及 T_1 脊神经前支组成,有时亦接受 C_4 及 T_2 脊神经前支发出的小分支,主要支配整个手、臂运动和绝大部分手、臂感觉。组成臂丛的脊神经出椎间孔后在锁骨上部,前、中斜角肌的肌间沟分为上、中、下干。上干由 $C_{5\sim6}$ 前支,中干由 C_7 前支,下干由 C_8 和 1、2 脊神经前支构成。三支神经干从前中斜角肌间隙下缘穿出,伴锁骨下动脉向前、向外、向下方延伸,至锁骨后第 1 肋骨中外缘每个神经干分为前、后两股,通过第一肋和锁骨中点,经腋窝顶进入腋窝。在腋窝各股神经重新组合成束,三个后股在腋动脉后方合成后束,延续为腋神经及桡神经。上干和中干的前股在腋动脉的外侧合成外侧束,延续为肌皮神经和正中神经外侧根。下干的前股延伸为内侧束,延续为尺神经、前臂内侧皮神经、臂内侧皮神经和正中神经内侧根。

2. 臂丛神经与周围组织的关系　臂丛神经按其所在的位置分为锁骨上、下两部分。

（1）锁骨上部。主要包括臂丛的根和干。①臂丛各神经根分别从相应椎间孔穿出走向外侧,其中 $C_{5\sim7}$ 前支沿相应横突的脊神经沟走行,通过椎动脉的后方。然后,臂丛各根在锁骨下动脉第二段上方通过前、中斜角肌间隙,在穿出间隙前后组成三干。②臂丛三干在颈外侧的下部,与锁骨下动脉一起从上方越过第 1 肋的上面,其中上、中干行走于锁骨下动脉的上方,下干行于动脉的后方。臂丛三干经过前中斜角肌间隙和锁骨下血管一起被椎前筋膜包绕,故称为锁骨下血管周围鞘,而鞘与血管之间则称为锁骨下血管旁间隙。臂丛干在颈外侧区走行时,表面仅被皮肤、颈阔肌和深筋膜覆盖,有肩胛舌骨肌下腹、颈外静脉、颈横动脉和肩胛上神经等经过,此处臂丛比较表浅,瘦弱者可在体表触及。臂丛三干至第 1 肋外侧缘时分为六股,经锁骨后进入腋窝,移行为锁骨下部。

(2)臂丛锁骨下部。臂丛三束随腋动脉行于腋窝,在腋窝上部,外侧束与后束位于腋动脉第一段的外侧,内侧束在动脉后方。到胸小肌深面时,外侧束、内侧束与后束分别位于第二段的外、内侧面和后面。三束及腋动脉位于腋鞘中,腋鞘与锁骨下血管周围鞘连续,腋鞘内的血管旁间隙与锁骨下血管旁间隙相连通。

(3)臂丛鞘。解剖上臂丛神经及颈丛神经从颈椎至腋窝远端一直被椎前筋膜及其延续的筋膜所围绕,臂丛神经实际上处于此连续相通的筋膜间隙中,故从腋鞘注入药液,只要量足够便可一直扩散至颈神经丛。

(二)药物

1%～1.5%利多卡因可提供 3～4h 麻醉,若手术时间长,布比卡因或罗哌卡因可提供 4～8h 麻醉,若加用 1∶200000 肾上腺素,麻醉时间可延长至 8～12h。臂丛阻滞药物不必用太高浓度,而较大容量(40～50mL)便于药物鞘内扩散,50mL 1%利多卡因或 0.5%布比卡因是成人可用最大量。

(三)经颈路臂丛阻滞法

1.体位　仰卧去枕,头偏向对侧,手贴体旁。

2.定位　令患者抬头,暴露胸锁乳突肌,在锁骨上 4cm 及胸锁乳突肌外缘 2cm 交叉点,为穿刺点。经此穿刺点垂直皮肤刺入即可探及异感,若未出现异感,则调整方向在该穿刺点四周环外半径 0.5cm 范围内可探到异感。

3.探及异感,回抽无血即可注入 30mL 局麻药。注药后患者可诉整个上肢发麻、无力,麻醉范围包括肩及肱骨上段区。

4.优缺点

(1)优点:①易于掌握。②小容量药液可阻滞上臂及肩部。③异感表浅。④不易出现中毒反应。⑤不会出现气胸。⑥不会引起硬膜外及蛛网膜下隙阻滞。⑦颈下部手术也可应用。

(2)缺点:①尺神经有时阻滞起效延迟。②不宜同时双侧阻滞。③可出现一过性 Homer 综合征。④少数患者可出现膈神经阻滞。

(四)肌间沟阻滞法

1.体位　仰卧去枕,头偏向对侧,手臂贴体旁,手尽量下垂以暴露颈部。

2.定位　颈神经丛肌间沟阻滞法关键是要找到前、中斜角肌间的肌间沟,肌间沟上窄下宽,沿沟向下触摸于锁骨上约 1cm 可触及细条横向走行肌肉即肩胛舌骨肌。该肌与前、中斜角肌共同构成一个三角,该三角靠肩胛舌骨肌处即为穿刺点。遇有肥胖颈短肩胛舌骨肌不清楚,可以锁骨上 2cm 的肌间沟为穿刺点或经环状软骨水平线与肌间沟交点为穿刺点。若沿沟下摸,在锁骨上窝触及锁骨下动脉搏动,并向间沟内深压,患者诉手臂麻木、酸胀或异感,进一步证实定位无误。

3.操作　常规消毒,穿刺点处作皮丘,以 3～4cm 22G 穿刺针垂直刺入,略向脚侧推进,直至出现异感或触及横突为止,回抽无血和脑脊液,注入 25～30mL 局麻药。注药时压迫穿刺点上部肌间沟,可促使药液向下扩散,则尺神经阻滞可较完善。

4.优缺点。

(1)优点:①易于掌握,对肥胖或不合作小儿也适用。②上臂、肩部及桡侧阻滞好。③高位阻滞不会引起气胸。

(2)缺点:①尺神经阻滞起效迟,有时需增加药液容量才被阻滞。②有误入蛛网下腔或硬膜外间隙的危险。③有损伤椎动脉可能。④不宜同时双侧阻滞,以免双侧膈神经或喉返神经被阻滞。

(五)锁骨上臂丛阻滞法

1.传统锁骨上阻滞法

(1)定位:仰卧位患侧肩下垫一薄枕,头偏向对侧,上肢紧贴体旁并尽量下垂,锁骨中点上方 1～1.5cm 处即穿刺点。

(2)操作:穿刺针刺入皮肤后水平进针直到上肢出现异感或触及第一肋骨,然后穿刺针沿第一肋骨骨面前后移动寻找异感,出现异感后回抽无血、气体,即可注入 20mL 局麻药。由于臂丛在此处神经干最粗大,故阻滞完善但起效迟。

(3)优缺点:定位简单,但血胸、气胸发生率高。

2.锁骨下血管旁阻滞法　该法为 Winnie 于 1964 年根据臂丛鞘解剖对传统锁骨上入路的改进。Winnie 认为:①传统锁骨上入路经锁骨中点上 1cm 进针,在第一肋面上寻找异感,容易产生气胸(发生率可达 1%)。②传统方法针刺方向为向内、向脚端及向后,从臂丛鞘的解剖关系分析也不尽合理,因为锁骨下血管旁间隙在第一肋上方为一扁三角腔,传统方法进针正好经过该腔最狭窄处,注射过程中只轻微移动,便会使穿刺针脱出鞘外,使局麻药阻滞膈神经、迷走神经及喉返神经。③传统方法利用穿刺针沿第一肋不同部位寻找异感也不合理,因为臂丛神经干是上下重叠越过第一肋,并不是水平排列在第一肋面上。

(1)定位:体位同传统方法,摸及前中斜角肌间隙向下移动于锁骨上窝处可及锁骨下动脉搏动。

(2)操作:从锁骨下动脉搏动点外侧朝下肢方向直刺,方向不向内也不向后,沿中斜角肌内侧缘缓慢推进可体会到刺破臂丛鞘感觉并可探及异感。若无异感,可调整方向,使针稍偏内偏后,即针刺方向偏向对侧足跟,常易获异感。回抽无血或气体即可注药。

(3)优缺点:可以较小剂量局麻药取得较高水平臂丛阻滞;并有上肢外展困难者穿刺中不必移动上肢;误注入血管可能性小;不致发生误入硬膜外间隙或蛛网膜下隙。但该方法仍有气胸可能,不能同时进行双侧阻滞,穿刺时若无异感,失败率可高达 15%。

3.铅锤法(Plumb－bob 法)　该法是根据臂神经丛经过第一肋时位于锁骨下动脉后上方及肺尖上方,这样经锁骨上方向垂直于水平面穿刺,往往在触及第一肋或肺尖前先探及异感。体位同传统锁骨上入路,以锁骨上胸锁乳突肌外侧缘为穿刺点,垂直缓慢刺入,即可找到异感,因形成铅锤重力线故得名。若未探及异感,可调整方向,偏头侧约 20°刺入,仍无异感可将穿刺针偏脚侧约 20°刺入探及异感,若未探及异感而触及第一肋,则可用传统锁骨上径路。

(六)锁骨下臂丛阻滞法

1.体位　仰卧去枕,头偏向对侧,阻滞侧上肢外展 90°。

2.定位　第6颈椎横突结节(Chassaignac 结节)与腋动脉连线代表臂神经丛在锁骨下部的走向,此连线多经过锁骨中点附近。

3.操作　以锁骨中点下缘 2.5cm 为穿刺点,用 10cm 长 22G 穿刺针往穿刺点刺入,然后沿臂丛神经走向,向外、向后,稍向脚侧刺入,直至探及异感或用神经刺激仪定位。穿刺深度与患者体型及针方向有关。若体型瘦小且穿刺针与皮肤角度大,深度约 2.5～3cm;若身材高大肥胖或穿刺针角度小,深度可达 10cm。一旦定位准确,回抽无血,可注入局麻药 25～30mL,亦可放置留置针或导管行连续阻滞。

(七)喙突下臂丛阻滞法

臂丛神经出第一肋后;从喙突内侧走向外下,成人臂丛距喙突最近处约 2.25cm,儿童约1.19cm,于喙突内下方通过胸小肌深面时,迂回绕腋动脉行于腋鞘,位置较集中,走行方向与三角肌、胸大肌间沟基本一致。

1.定位　测量喙突至胸外侧最近距离(通常为第二肋外侧缘),并作一连线为喙胸线。喙胸距离(mm)×0.3+8 所得数值即为喙突下进针点。

2.操作　由上述穿刺点垂直刺入,刺破胸大、小肌可有二次突破感,当针尖刺入胸小肌与肩胛下肌,患者可感有异感向肘部传导。小儿则以突破感及针头随动脉搏动为指征。

3.优缺点　避免损伤肺及胸膜,但穿刺角度过于偏内或肺气肿患者亦有可能发生气胸;可用于上臂、肘及肘以下手术。由于穿刺部位较深,有误入血管可能。

(八)腋路臂丛阻滞法

1.体位　仰卧头偏向对侧,阻滞侧上肢外展 90°,肘屈曲,前臂外旋,手背贴床且靠近头部作行军礼状,以充分暴露腋窝。

2.定位　先在腋窝触摸腋动脉搏动,再沿动脉上行摸到胸大肌下缘动脉搏动消失处,略向下取动脉搏动最高点作穿刺点。

3.操作　取 4.5cm 长 22G 穿刺针在腋动脉搏动最高点与动脉呈 10°～20°夹角刺入皮肤,然后缓慢进针直至出现刺破鞘膜的落空感。松开持针手指,针随动脉搏动而摆动,即认为针已入腋鞘内。此时患者若有异感可更明确,但不必强求异感。注射器回抽无血后,可注入 30～35mL 局麻药。若穿刺针刺入动脉,此时可继续进针穿过动脉后壁直至回吸无血,注入局麻药 20～40mL,每注入 5mL 应回抽一次,此法易至血管痉挛及血肿形成。经腋路阻滞时肌皮神经和肋间臂神经常不能阻滞。故在上述注药完毕后,改变穿刺针方向,使针头位于腋动脉上方并与皮肤垂直进针,直至触及肱骨,然后针尖向上移动 30°,呈扇形注入局麻药 5mL,以阻滞喙肱肌内的肌皮神经;或注药时应用橡胶止血带扎于腋鞘的远端,加以压迫,然后注入较大容量局麻药(40mL)。注药完毕后,立即收回上肢,以利局麻药上行扩散,即使如此仍有 25%肌皮神经阻滞不完善。将 5mL 局麻药注入腋动脉下方腋窝下缘皮下即可阻滞肋间臂神经,该神经阻滞对成功应用止血带是至关重要的。

4.成功标志　①针随腋动脉搏动而摆动。②回抽无血。③注药后呈梭形扩散。④患者诉上肢发麻。⑤上肢尤其前臂不能抬起。⑥皮肤表面血管扩张。

5.优缺点

(1)优点:①位置表浅,动脉搏动明显,易于阻滞。②不会引起气胸。③不会阻滞膈神经、迷走神经、喉返神经。④无误入硬膜外间隙或蛛网膜下隙危险。⑤三角肌以下手术较好。⑥可放入留置针或导管行连续阻滞。

（2）缺点：①上肢不能外展、骨折无法移动或腋窝有感染、肿瘤的患者不能应用本法。②局麻药毒性反应发生率较其他入路高，可达 1%～10%。③不可进行双侧同时阻滞。④个别病例可产生动静脉瘘。

（九）臂丛阻滞入路选择

上述五种臂丛入路阻滞效果因各部位解剖不同而异，而上肢各部位神经支配亦各异，因此应根据手术部位神经支配选择最恰当阻滞入路。

1. 各入路臂丛阻滞效果　部分资料参考 rapp 的临床研究报告。

2. 上肢手术对神经根阻滞的要求　其根据臂丛神经对上肢各部位的支配范围，结合上肢四个手术部位。

3. 上肢手术臂丛入路的选择

（1）肩部手术：肩部神经支配为 C_3 至 C_6 神经根，来自颈神经丛 $C_{3,4}$ 发出分支支配肩项皮肤；其余皮肤和深层组织受 $C_{5,6}$ 支配，故肩部手术应阻滞 C_3 至 C_6，包括颈神经丛和臂神经丛，故又称颈臂丛阻滞，可进行植皮、裂伤缝合等浅表手术。由于颈丛和臂丛相互连续阻滞，局麻药可以在第 6 颈椎平面向上向下扩散，故颈入路和肌间沟入路为肩部手术首选。由于 $C_{3,4}$ 在锁骨上和锁骨下入路之外，若选用此二入路或行锁骨上肩区深部手术（含肩关节手术），需阻滞 $T_{1,2}$ 神经，故常须在腋后线加第 2 肋间神经阻滞。

（2）上臂及肘部手术：该部手术须阻滞 $C_{5\sim8}$ 和 T_1 神经，故最佳入路为锁骨上或锁骨下入路。肌间沟入路常不能阻滞到 C_8 和 T_1，腋入路常不能阻滞肌皮神经和肋间臂神经，均为失当选择。

（3）前臂手术：前臂手术需阻滞 $C_{5\sim8}$ 和 T_1 神经根形成臂丛所有分支，以锁骨下入路为最佳选择，因为局麻药可在神经束平面阻滞所有的神经，也易于阻滞腋部的肋间臂神位，有助于缓解上肢手术不可少的止血带所引起的痛苦，而其他入路不能达到此效果。

（4）腕及手部手术：臂丛阻滞对腕部手术有一定困难，因为支配该区域的神经非常丰富，而且相互交叉支配，腋入路最常失效为拇指基底部阻滞效果不良，此处有来自前外侧的正中神经、后外侧的桡神经及上外侧的肌皮神经支配，故锁骨上入路和肌间沟入路为拇指基底部手术首选。而腕尺侧、正中神经或手指手术，腋入路常可阻滞完善。

三、上肢神经阻滞

上肢神经阻滞主要适应于前臂或手部的手术，也可作为臂丛神经阻滞不完全的补救方法。主要包括正中神经阻滞、尺神经阻滞和桡神经阻滞，可以在肘部或腕部阻滞，若行手指手术，也可行指间神经阻滞。

（一）尺神经阻滞

1. 解剖　尺神经起源于臂丛内侧，在腋动脉内侧分出，主要由 C_8 和 T_1 脊神经纤维组成。尺神经在上臂内侧沿肱二头肌与三头肌间隔下行，于肱中段穿出间隔，向内向后方入肱骨内上髁与尺骨鹰嘴间沟内（尺神经沟），然后在尺侧腕屈肌二头之间进入前臂，再下行至腕部，位于尺侧腕屈肌与指深屈肌之间,在尺动脉内侧进入手掌。尺神经具有运动支和感觉支。

尺神经阻滞后出现:①环指尺侧及小指掌面,并由此上沿至肘关节以下,又自中指尺侧、环指及小指背面并上沿至肘关节以下,感觉减退,以手内侧缘感觉缺失为最明显(腕部阻滞时,无前臂麻木)。②手指不能分开并拢,环指、小指的指间关节只能屈不能伸,掌指关节过伸。

2.肘部尺神经阻滞

(1)标志:前臂屈曲90°,在尺神经沟内可扪及尺神经,按压尺神经患者多有异感。

(2)操作:在尺神经沟下缘相当于尺神经部位作皮丘,取 23G 穿刺针刺入皮肤,针保持于神经干平行,沿沟向心推进,遇异感后即可注入局麻药5～10mL。

3.腕部尺神经阻滞

(1)定位:从尺骨茎突水平横过画一直线,相当于第二腕横纹,此线于尺侧腕屈肌桡侧交点即为穿刺点,患者掌心向上握掌屈腕时该肌腹部最明显。

(2)操作:在上述穿刺点作皮丘,取 23G 穿刺针垂直刺入出现异感即可注入局部麻药5mL。若无异感,在肌腱尺侧穿刺,或向尺侧腕屈肌深面注药,但不能注入肌腱内。

(二)正中神经阻滞

1.解剖　正中神经主要来自于C_6至T_1脊神经根纤维,于胸小肌下缘由臂丛神经的内侧束和外侧束分出,两束的主支形成正中神经的内、外侧根。正中神经开始在上臂内侧伴肱动脉下行,先在肱动脉外侧,后转向内侧,在肘部侧从肱骨内上踝与肱二头肌腱中间,穿过旋前圆肌进入前臂,走行于屈指浅肌与屈指深肌之间。沿中线降至腕部,在掌横韧带处位置最表浅,在桡侧腕屈肌与掌长肌之间的深处穿过腕管,在掌筋膜深面到达手掌。正中神经阻滞出现:①大鱼际肌、拇指、示指、中指及环指桡侧感觉消失。②手臂不能旋前,拇指和示指不能屈曲,拇指不能对掌。

2.肘部正中神经阻滞

(1)标志:肘部正中神经在肱二头肌筋膜之下,肱骨内踝与二头肌腱内侧之中点穿过肘窝。肱骨内、外上踝之间画一横线,该线与肱动脉交叉点的内侧 0.7cm 处即正中神经所在部位,相当于肱二头肌腱的外缘与内上踝间的中点,在此处作皮丘。

(2)操作:取 22G 穿刺针经皮丘垂直刺入,直至出现异感,或作扇形穿刺以探及异感,出现异感后即可注入局麻药5mL。

3.腕部正中神经阻滞

(1)标志:腕部桡骨茎突平面横过腕关节画一连线,横线上桡侧腕屈肌腱和掌长肌腱之间即为穿刺点,握拳屈腕时,该二肌腱更清楚。

(2)操作:取 22G 穿刺针经穿刺点垂直刺入,进针穿过前臂深筋膜,继续进针约 0.5cm,即出现异感,并放射至桡侧,注局麻药5mL。

(三)桡神经阻滞

1.解剖　桡神经来自臂神经丛后束,源于$C_{5\sim8}$及T_1脊神经。桡神经在腋窝位于腋动脉后方,折向下向外方,走入肱骨桡神经沟内。达肱骨外上踝上方,穿外侧肌间隔至肱骨前方,在肘关节前方分为深、浅支。深支属运动神经,从桡骨外侧穿旋后肌至前臂背面,在深浅伸肌之间降至腕部；浅支沿桡动脉外缘下行，转向背面，并降至手臂。桡神经阻滞后出现：①前臂前侧皮肤、手背桡侧皮肤、拇指、示指及中指桡侧皮肤感觉减退（腕部阻滞时无前臂麻木）。②垂腕。

2.肘部桡神经阻滞

（1）标志：在肱骨内、外上髁作一连线，该横线上肱二头肌腱外侧的处即为穿刺点。

（2）操作：取 23G 穿刺针经穿刺点垂直刺入，刺向肱骨，寻找异感，必要时行扇形穿刺，以寻找异感，探及异感即可注入局麻药 5mL。

3.腕部桡神经阻滞　腕部桡神经并非一支，分支细而多，可在桡骨茎突前端做皮下浸润，并向掌面及背面分别注药，在腕部形成半环状浸润即可。

（四）肌皮神经阻滞

1.解剖　肌皮神经来自臂神经丛外侧束，由 $C_{5\sim7}$ 神经纤维组成，先位于腋动脉外侧，至胸小肌外侧缘脱离腋鞘，穿过喙肱肌到肌外侧，在肱二头肌与肱肌之间降至肘关节上方。相当于肱骨外上髁水平穿出臂筋膜延续为前臂外侧皮神经，沿前臂外侧行至腕部。

2.肘部肌皮神经阻滞　利用桡神经阻滞与桡神经阻滞完毕后，将穿刺针稍向外拔出，刺向肱二头肌腱与肱桡肌之间，注入局麻药 10mL。

（五）指间神经阻滞

1.解剖　手指由臂丛神经的终末支指间神经支配，可从手指根部阻滞指间神经。

2.操作　在指间以 25G 穿刺针刺入手指根部，靠近骨膜缘边抽边注，缓慢注药 2～3mL。一般针由手指侧部穿入再逐步进入近手掌部，注药由近掌部到手背部，在穿刺时避免感觉异常，因感觉异常是神经受压表现。药液中禁止加用肾上腺素，为防止血管收缩导致缺血。

3.应用指征　其可用手指手术或单个手指再造术，也可用于臂丛阻滞不全时的辅助阻滞。一般需 10～15min 阻滞完善。

四、下肢神经阻滞

支配下肢的神经主要来自腰神经丛和骶神经丛。腰丛由 T_{12} 前支的一部分，$L_{1\sim3}$ 前支和 L_4 前支的一部分组成。腰丛上端的三支神经是髂腹下神经（L_1）、髂腹股沟神经（L_1）和生殖股神经，这三支神经向前穿过腹肌，支配髋部和腹股沟区皮肤；腰神经丛下端的三支神经为股外侧皮神经（$L_{2\sim3}$）、股神经（$L_{2\sim4}$）和闭孔神经（$L_{2\sim4}$）。骶丛由腰骶干（L_4 的余下部分及 L_5 前支合成）及骶尾神经前支组成，重要分支有臀上神经（$L_4\sim S_1$）、臀下神经（$L_5\sim S_2$）、阴部神经（$S_{2\sim4}$）、坐骨神经（$L_4\sim S_3$）及股后皮神经。下肢神经支配为：大腿外侧为股外侧皮神经，前面为股神经，内侧为闭孔神经和生殖股神经，后侧为骶神经的小分支；除前内侧小部分由股神经延缘的隐神经支配，小腿和足绝大部分由坐骨神经支配。

（一）腰神经丛阻滞

1.解剖　腰神经出椎间孔后位于腰大肌后内方的筋膜间隙中，腰大肌间隙前壁为腰大肌，后壁为第 1～5 腰椎横突、横突间肌与横突间韧带，外侧为起自腰椎横突上的腰大肌纤维及腰方肌，内侧是第 1～5 腰椎体、椎间盘外侧面及起自此面的腰大肌纤维。腰大肌间隙上界平第 12 肋，向下沿腰骶干至骨盆的骶前间隙。其中有腰动静脉、腰神经前支及由其组成的腰丛。将局麻药注入腰大肌间隙以阻滞腰丛,称为腰大肌间隙腰丛阻滞。包裹腰丛的筋膜随脊神经下行,延伸至腹股沟韧带以下,构成股鞘。其内侧壁为腰筋膜,后外侧壁为髂筋膜,前壁为横筋膜。在腹股沟股鞘处注药以阻滞腰丛,称为腹股沟血管旁腰丛阻滞。可通过一次注药阻滞腰丛三个主要分支(股外侧皮神经、股神经及闭孔神经),故又称"三合一"阻滞,但闭孔神经常阻滞不完善。

2.腰大肌间隙腰丛阻滞

(1)定位:患者俯卧或侧卧,以髂嵴连线向尾侧 3cm,脊柱外侧 5cm 处为穿刺点。

(2)操作:经皮垂直刺入,直达 L$_4$ 横突,然后将针尖滑过 L$_4$ 横突上缘,再前进约 0.5cm 后有明显落空感后,表明针已进入腰大肌间隙,或用神经刺激器引发股四头肌颤抽确认腰丛,注入局麻药 35mL。

3.腹股沟血管旁腰丛阻滞(三合一阻滞)

(1)定位:仰卧在腹股沟韧带下方扪及股动脉搏动,用手指将其推向内侧,在其外缘作皮丘。

(2)操作:由上述穿刺点与皮肤呈 45°向头侧刺入,直至出现异感或引发股四头肌颤抽,表明已进入股鞘,抽吸无血可注入局麻药 30mL,同时在穿刺点远端加压,促使局麻药向腰神经丛近侧扩散。

(二)骶神经丛阻滞

骶丛为腰骶干及 S$_{1\sim3}$ 神经组成,在骨盆内略呈三角形,尖朝向坐骨大孔,位于梨状肌之前,为盆筋膜所覆盖,支配下肢的主要分支为坐骨神经和股后皮神经。坐骨神经是体内最粗大的神经,自梨状肌下孔出骨盆后,行于臀大肌深面,经股骨大转子和坐骨结节之间下行到大腿后方,在腘窝处浅行,在该处分为胫神经和腓总神经。胫神经沿小腿后部下行,穿过内踝后分为胫前、胫后神经,支配足底及足内侧皮肤。腓总神经绕过腓骨小头后分为腓浅、深神经,腓浅神经为感觉神经,行走于腓肠肌外侧,在外踝处分为终末支,支配前部皮肤;腓深神经主要是足背屈运动神经,行走于踝部上缘,同时也分出感觉支配趾间皮肤;腓肠神经为胫神经和腓总神经发出的分支形成的感觉神经,在外踝之下通过,支配足外侧皮肤。股后皮神经前段与坐骨神经伴行,支配大腿后部的皮肤,坐骨神经阻滞麻醉同时也阻滞该神经。

(三)坐骨神经阻滞

1.传统后侧入路

(1)定位:置患者于 Sims 位(侧卧,阻滞侧在上,屈膝屈髋)。由股骨大转子与髂后上棘作一连线,连线中点作一条垂直线,与股骨大转子与骶裂孔连线的交点即穿刺点。

(2)操作:10cm 22G 穿刺针由上述穿刺点垂直刺入至出现异感,若无异感而触及骨质(髂骨后壁),针可略偏向内侧再穿刺,直至滑过骨面而抵达坐骨切迹。出现异感后退针数毫米,注入局麻药 20mL,或以神经刺激仪引起坐骨神经支配区肌肉的运动反应作为指示。

2.膀胱截石位入路

(1)定位:仰卧,由助手协助患者,使髋关节屈 90°并略内收,膝关节屈 90°,股骨大转子与坐骨结节连线中点即为穿刺点。

（2）操作：由上述穿刺点刺入，穿刺针与床平行，针向头侧而略偏内，直至出现异感或刺激仪引起运动反应后，即可注药 20mL。注药时压迫神经远端以促使药液向头侧扩散。

3.前路

（1）定位：仰卧，连结同侧髂前上棘与耻骨结节称上线，并将其三等分，然后由股骨大转子作一平行线，由上线中内 1/3 交界处作一垂直线，该垂直线交点处即为穿刺点。

（2）操作：由上述穿刺点垂直刺入直至触及股骨，调整方向略向内侧以越过股骨，继续刺入 2～3cm 出现异感或用刺激仪定位。

（3）该入路适用于不能侧卧及屈髋患者，但因穿刺部位较深，穿刺成功率低于以上两种入路。

4.窝坐骨神经阻滞　行窝坐骨神经阻滞时，患者俯卧，膝关节屈曲，暴露腘窝边缘，其下界为腘窝皱褶，外界为股二头肌长头，内侧为重叠的半膜肌腱和半腱肌腱。作一垂直线将腘窝等分为内侧和外侧两个三角形，该垂直线外侧 1cm 与腘窝皱褶的交点即为穿刺点，穿刺针与皮肤呈 45°～60°刺入，以刺激仪定位，一旦确定即可注入局麻药 30～40mL。

（四）股神经阻滞

1.解剖　股神经是腰丛最大分支，位于腰大肌与髂肌之间下行到髂筋膜后面，在髂腰肌前面和股动脉外侧，经过腹股沟韧带的下方进入大腿前面。在腹股沟韧带附近，股神经分成若干束，在股三角区又合为前组和后组，前组支配大腿前面沿缝匠肌的皮肤，后组支配股四头肌、膝关节及内侧韧带，并分出隐神经伴随着大隐静脉下行于腓肠肌内侧，支配内踝以下皮肤。

2.定位　在腹股沟韧带下面扪及股动脉搏动，于股动脉外侧 1cm，相当于耻骨联合顶点水平处作标记为穿刺点。

3.操作　由上述穿刺点垂直刺入，缓慢前边，针尖越过深筋膜触及筋膜下神经时有异感出现，若无异感，可与股股沟韧带平行方向，向深部作扇形穿刺至探及异感，即可注药 5～7mL。

（五）股外侧皮神经阻滞

1.解剖　股外侧皮神经起源于 $L_{2～4}$ 脊神经前支，于腰大肌后下方下行经闭孔出骨盆而到达大腿，支配大腿外展肌群、髋关节、膝关节及大腿内侧的部分皮肤。

2.定位　以耻骨结节下 1.5cm 和外侧 1.5cm 处为穿刺点。

3.操作　由上述穿刺点垂直刺入，缓慢进针至触及骨质，为耻骨下支，轻微调节穿刺针方向使针尖向外向脚侧进针，滑过耻骨下支边缘而进入闭孔或其附近，继续进针 2～3cm 即到目标。回抽无血后可注入 10mL 局麻药，退针少许注局麻药 10mL，以在闭孔神经经过通道上形成局麻药屏障。若用神经刺激仪引发大腿外展肌群颤抽来定位，可仅用 10mL 局麻药。

（六）隐神经阻滞

1.解剖　隐神经为股神经分支，在膝关节平面经股薄肌和缝匠肌之间穿出至皮下，支配小腿内侧及内踝大部分皮肤。

2.操作　仰卧，在胫骨内踝内侧面，膝盖上缘作皮丘，穿刺针由皮丘垂直刺入，缓慢进针直至出现异感。若遇到骨质，便在骨面上行扇形穿刺以寻找异感，然后注药 5～10mL。

（七）踝关节处阻滞

单纯足部手术，在踝关节处阻滞，麻醉意外及并发症大为减少，具体方法为：①先在内踝后一横指处进针，作扇形封闭，以阻滞胫后神经。②在胫距关节平面附近的踇伸肌内侧进针，以阻滞胫前神经。③在腓骨末端进针，便能阻滞腓肠神经。④用不含肾上腺素的局麻药注射于两踝关节之间的皮下，并扇形浸润至骨膜，以阻滞许多细小的感觉神经。

（八）足部趾神经阻滞

与上肢指间神经阻滞相似，用药也类同。

（九）适应证

全部下肢麻醉需同时阻滞腰神经丛和骶神经丛。因需多注药且操作不方便，故临床应用不广。然而，当需要麻醉的部位比较局限或禁忌椎管内麻醉时，可以应用腰骶神经丛阻滞。另外，腰骶神经丛阻滞还可作为全身麻醉的辅助措施用于术后镇痛。

1.虽然腰神经丛阻滞复合肋间神经阻滞可用于下腹部手术，但临床很少应用。髂腹下神经与髂腹股沟神经联合阻滞是简单而实用的麻醉方法，可用于髂腹下神经与髂腹股沟神经支配区域的手术（如疝修补术）。

2.髋部手术需阻滞除髂腹下和髂腹股沟神经以外的全部腰神经，最简便方法是阻滞腰神经丛（腰大肌间隙腰丛阻滞）。

3.大腿手术需麻醉股外侧皮神经、股神经、闭孔神经及坐骨神经，可行腰大肌间隙腰丛阻滞，联合坐骨神经阻滞。

4.大腿前部手术可行股外侧皮神经和股神经联合或分别阻滞，亦可以采用"三合一"法，单纯股外侧皮神经阻滞可用于皮肤移植皮区麻醉，单纯股神经阻滞适用于股骨干骨折术后止痛、股四头肌成形术或髌骨骨折修复术。

5.股外侧皮神经和股神经联合阻滞再加坐骨神经阻滞，通常可防止止血带疼痛。这是因为闭孔神经支配皮肤区域很少。

6.开放膝关节手术需要阻滞股外侧皮神经、股神经、闭孔神经和坐骨神经，最简便的方法是实施腰大肌间隙腰神经丛阻滞联合坐骨神经阻滞。采用股神经、坐骨神经联合阻滞也可满足手术要求。

7.膝远端手术需阻滞坐骨神经和股神经的分支隐神经，踝部阻滞可适用于足部手术。

五、躯干及会阴神经阻滞

（一）肋间神经阻滞

1.解剖　$T_{1\sim12}$脊神经前支均行走于相应肋间，肋间血管下方，肋间内膜与壁层胸膜之间，通称肋间神经。支配肋间肌与腹壁前外侧肌，以及躯干前外侧（胸骨角平面以下至腹股沟）与上臂内侧皮肤感觉。由于肋间神经在腋中线分出外侧皮支，故应在腋中线以后行肋间神经阻滞。又由于距脊柱正中8cm处最易摸清肋骨，穿刺点通常取此处。$T_{1\sim5}$肋骨被肩胛骨遮着，将上肢外展，使肩胛骨向外侧分开有利于定位。

2.后路肋间神经阻滞

（1）体位：一侧阻滞可采用侧卧位，阻滞侧在上；双侧阻滞宜选俯卧位，前胸处垫枕，双下肢垂于手术台边或举臂抱头。

(2)定位:距脊柱中线旁开 8cm 处作与脊柱平行的直线,在此线上摸清肋骨,在肋骨接近下缘处作皮丘。

(3)操作:取长 3cm 22G 穿刺针由皮丘直刺肋骨骨面,并注入 0.5mL 局麻药。然后将穿刺针沿肋骨面向肋骨下缘移动,使针尖滑过肋骨下缘,再入针 0.2～0.3cm 即穿过肋间肌,此时有落空感,令患者屏气,回抽无血和气体后注入局麻药 3～4mL。

(4)按手术所需阻滞相应肋间神经,胸壁手术需阻滞双侧 $T_{6～12}$ 肋间神经,若需开胸手术,尚需行腹腔神经节阻滞。

3.腋中线肋间神经阻滞 其主要适用于不能侧卧或俯卧患者。

4.并发症 气胸是肋间神经阻滞可能发生的并发症,是穿刺过深刺破胸膜或肺组织所致。另一并发症为局麻药误注入血管或局麻药用量过大快速吸收而引起全身毒性反应。

(二)胸膜腔麻醉

1.解剖 壁层胸膜与脏层胸膜之间存在间隙,将局麻存注入此间隙称胸膜腔麻醉。在壁层胸膜外侧为一层菲薄的胸内筋膜,此膜封贴在肋骨内面,再靠外即肋间内肌。肋间内肌由前胸往后胸过程中肌纤维逐渐减少,至肋角处由肋间内膜所代替。肋间内膜是一种腱膜,较有韧性。

2.操作步骤

(1)体位:侧卧位,阻滞侧在上。

(2)定位:先摸清第 7、8 肋,在第 7 肋下缘找到肋角,定位于第 11 肋上缘的肋角处,距中线约 7～8cm。

(3)操作:由上述标记处刺入皮肤,与皮肤呈 40°,刺向中线略朝向第 7 肋下缘,缓慢进针,刺破肋间肌群到达肋间内膜及胸内筋膜时有微弱阻力,稍用力有突破感,停止进针,固定针身,拔出针芯,接 5mL 注射器,内装 2mL 生理盐水,稍稍深入则穿破壁层胸膜进入胸膜腔,此时可出现注射器内液面自行下降。固定针与注射器,注药时无阻力,进一步确证在胸膜腔,可注入局麻药 20～30mL。

(4)连续胸膜腔阻滞:采用 18G 硬膜外穿刺针,操作方法同上,到达胸膜腔后,置入硬膜外导管入胸膜腔 5～8cm,置管过程中尽量减少空气进入胸膜腔。

3.作用机制 目前为止,胸膜腔麻醉作用机制尚未阐明。可能与以下两方面相关。

(1)局麻药可透过薄的壁层胸膜、胸内筋膜,作用于肋间神经,由于局麻药量较大,上下扩散可阻滞相邻几个肋间神经。

(2)局麻药沿胸膜腔向内扩散透过纵隔胸膜进入后纵隔,作用于内脏大神经、内脏小神经等,产生内脏镇痛作用。

(三)椎旁神经阻滞

在胸或腰脊神经丛椎间孔穿出处进行阻滞,称为椎旁脊神经根阻滞。可在俯卧位或侧卧位下施行,但腰部椎旁阻滞取半卧位更便于操作。

1.解剖 胸椎棘突由上至下逐渐变长,并呈叠瓦状排列,胸脊神经出椎间孔后进入由椎体、横突及覆盖其上的胸膜在肋间围成的小三角形内,胸椎旁阻滞时注药入此三角内,穿刺方向偏内可避免损伤胸膜。胸部棘突较长,常与下一椎体横突位于同一水平。腰椎棘突与同一椎体横突位于同一水平。

2.胸部椎旁阻滞

(1)定位:标记出需阻滞神经根上一椎体棘突,在此棘突上缘旁开3cm外作皮丘。

(2)操作:以10cm 22G穿刺针经皮丘垂直刺向肋骨或横突,待针尖遇骨质感后,将针干向头侧倾斜45°,即向内向下推进。可以将带空气的注射器接于针尾,若有阻力消失感则表明已突破韧带进入椎旁间隙,回抽无血、液体及气体即可注入局麻药5～8mL。

3.腰部椎旁阻滞

(1)定位:标记出需阻滞神经根棘突,平棘突上缘旁开3～4cm处作皮丘。

(2)操作:取10cm 22G穿刺针由皮丘刺入,偏向头侧10°～30°,进针2.5～3.5cm可触及横突,此时退至皮下,穿刺针稍向尾侧刺入(较前方向更垂直于皮肤),进针深度较触横突深度深1～2cm即达椎旁间隙,抽吸无血或液体即可注入局麻药5～10mL。

(四)会阴区阻滞

1.解剖 会阴区有三对神经支配,即①髂腹股沟神经;②股后皮神经;③阴部神经。阴部神经是会阴部神经中最粗大神经,由$S_{2～4}$脊神经前支组成,经过坐骨大孔的梨状肌下孔穿出骨盆腔,位于梨状肌与尾骨肌之间,然后绕过坐骨棘背面,再经坐骨小孔进入会阴,并发出分支。此神经在坐骨结节后内侧易被阻滞。Klink认为女性髂腹股沟神经及股后皮神经很少延伸至会阴部,故无需阻滞,只需阴部阻滞神经便可达到会阴无痛及盆底松弛。

2.阴部神经阻滞

(1)经会阴阻滞。取截石位,摸及坐骨结节的内侧缘作皮丘。取长8～12cm 22G穿刺针,在坐骨结节后内缘进针,刺入2.5cm注入局麻药5mL,再前进直抵达坐骨直肠窝注局麻药10mL。

(2)经阴道阻滞。手指伸入阴道摸出坐骨棘及骶棘韧带,以两者交界处为穿刺目标。穿刺针沿手指外侧刺进阴道黏膜,抵达坐骨棘,注入局麻药2～3mL。再将针向内侧,在坐骨棘后向前刺过韧带达其后面的疏松组织,注入局麻药8～10mL。

(3)阴部神经阻滞的并发症有:①针刺入直肠。②血肿形成。③大量局麻药误入血管内引起毒性反应。

六、交感神经阻滞

(一)星状神经节阻滞

1.解剖 星状神经节由颈交感神经节及T_1交感神经节融合而成,位于第7颈椎横突与第1肋骨颈部之间,常在第7颈椎体的前外侧面。靠近星状神经节的结构尚有颈动脉鞘、椎动脉、椎体、锁骨下动脉、喉返神经、脊神经及胸膜顶。

2.操作 患者仰卧,肩下垫小枕,取头部轻度后仰。摸清胸锁乳突肌内侧缘及环状软骨,环状软骨外侧可触及第6颈椎横突前结节,过此结节作一条直线平行于前正中线,线下1.5～2cm作一标记,该标记即为第7颈椎横突结节,取22G 5cm长穿刺针由该标记处垂直刺入,同时另一手指将胸锁乳突肌及颈血管鞘推向外侧,进针约 2.5～4.0cm 直至触到骨质,退针 2mm,回抽无血后注入 2mm 局麻药,观察有无神志改变,若无改变即可注入 5～10mL 局麻药。若阻滞有效,在 10min 内会出现 Homer 综合征,上臂血管扩张,偶有鼻塞。

3.适应证　其可用于各种头痛、雷诺氏病、冻伤、动静脉血栓形成、面神经麻痹、带状疱疹、突发性听觉障碍、视网膜动脉栓塞症等。

4.并发症　①药物误注入血管引起毒性反应。②药液误注入蛛网膜下隙。③气胸。④膈神经阻滞。⑤喉返神经麻痹。⑥血肿。

(二)腰交感神经阻滞

1.解剖　交感神经链及交感神经节位于脊神经之前,位于椎体前外侧。腰交感神经节中第 2 交感神经节较为固定,位于第 2 腰椎水平,只要在 L_2 水平注入少量局麻药即可阻滞支配下肢的所有交感神经节。

2.直入法

(1)定位:俯卧,腹部垫枕,使腰部稍隆起,扪清 L_2 棘突上、下缘,由其中点作一水平线,中点旁开 5cm 即为穿刺点,一般位于第 2,3 腰椎横突。

(2)操作:取 10～15cm 22G 穿刺针由上述穿刺点刺入,与皮肤呈 45°,直到触及横突,记录进针深度。然后退针至皮下,调整方向,使针更垂直于皮肤刺入,方向稍偏内,直至触及椎体。此时调整方向,使针稍向外刺入直到出现滑过椎体并向前方深入的感觉,即可停针。回抽无血和液体,注入试验剂量后 3min,足部皮温升高 3℃左右,然后注入 5～10mL 局麻药。

3.侧入法　为减少以上操作方法对 L_2 脊神经根损伤可采取侧入法。取 15cm 22G 穿刺针由 L_2 棘突中点旁开 10cm 朝向椎体刺入,触及骨质后,调整方向,稍向外刺入,直到出现滑过椎体而向前方深入的感觉,即可停针。用药方法同上。

4.适应证　其可用于治疗下肢、盆腔或下腹部恶性肿瘤引起的疼痛。

(三)腹腔神经节阻滞

1.解剖　自 $T_{5～12}$ 的交感神经节发出的节前纤维沿自身椎体外侧下行,分组组成内脏大神经、内脏小神经,各自下行至第 12 胸椎水平,穿膈脚入腹腔形成腹腔神经节。

2.定位　摸清第 1 腰椎及第 12 胸椎棘突并作标记,摸清第 12 肋,在其下缘距正中线 7cm 处为穿刺点。

3.操作　取 22G 15cm 长穿刺针自上述穿刺点刺入,针尖朝向第 12 胸椎下方标记点,即穿刺点与标记点连线方向,与皮肤呈 45°,缓慢进针。遇到骨质感后,记下进针深度,退针至皮下,改变针与皮肤角度,由 45°增大到 60°,再次缓慢进针。若已达前次穿刺深度,继续进针 1.5～2.0cm,滑过第 1 腰椎椎体到达椎体前方。回抽无血液,即可注入试验剂量,若无腰麻症状出现即注入 20～25mL 局麻药。由于穿刺较深,最好在 X 线透视下进行。阻滞完成后,容易出现血压下降,应做血压监测,并及时处理。

4.适应证　可用于鉴别上腹部疼痛来源,缓解上腹部癌症引起的疼痛。

第五章　椎管内麻醉

第一节　椎管内麻醉应用解剖与生理

一、脊椎及脊髓解剖

（一）脊柱解剖

1.脊柱的组成和生理弯曲　脊柱是由脊椎重叠而成。正常脊柱有四个生理弯曲，即颈曲、胸曲、腰曲和骶曲。颈曲与腰曲前突，胸曲与骶曲后突。曲度的大小有时可受病理因素的影响，如脊柱后凸后弯曲增大，妊娠妇女腰曲前突增大，还有病理性脊柱侧弯。正常脊柱当处于仰卧位时，其最高点位于第3腰椎和第3颈椎，最低点位于第5胸椎和骶部（图5-1）。

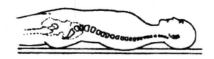

图5-1　脊柱生理弯曲示意图

脊柱的生理弯曲，在麻醉实践中，特别是脊椎麻醉时，对药液在蛛网膜下隙内的移动有重要影响，如患者仰卧位时，则重比重药液易集中在骶部或胸曲最低处。当侧卧时，由于两肩和骨盆宽度不等，而使脊柱稍有倾斜。因此，局麻药易向稍低侧移动，应予以注意。

2.脊椎的结构　标准的脊椎由椎体、后方的椎弓及由椎弓发出的棘突三部分组成。各椎体的连结主要支持全身体重。椎弓位于椎体后方呈半环形，椎弓与椎体相连接的部分较细，称椎弓根，其余部分称椎板（或椎弓板）。椎弓根的上、下缘分别称上、下切迹。相邻两个上、下椎弓根切迹之间围成一个孔，叫做椎间孔，脊神经根由此通过。位于上、下两个棘突之间的棘间孔略呈梯形。当脊柱弯曲时，能使棘间孔增大。棘间孔是脊椎及硬膜外麻醉的必经之路。棘突在颈椎和腰椎部位基本呈平行排列，胸椎部的棘突基本呈"叠瓦"状排列。

每个椎体与后方呈半环形的椎弓共同构成椎孔，上、下所有脊椎的椎孔连通在一起呈管状，即为椎管。骶管是椎管的延续，位于由5块骶椎融合而成的骶骨中央部，上自第2骶椎，下至骶骨裂孔。

椎体前方有一纵行贯穿整个脊椎的前纵韧带，椎体后方（椎管前壁）也有一纵行韧带，即后纵韧带,两韧带使脊椎的椎体和椎间盘连结。上、下椎弓间是坚韧而富有弹性的黄韧带连结。连结棘突间的棘间韧带较松软,连结所有椎体棘突尖端的棘上韧带非常坚韧,脊椎穿刺时,从外依次通过这三层韧带。

(二)脊髓的解剖

脊髓容纳在椎管内,为脊膜所包裹。脊膜从内向外分三层,即软膜、蛛网膜和硬膜。软膜覆盖着脊髓表面,与蛛网膜之间形成蛛网膜下隙。硬膜与椎管内壁之间构成硬膜外隙。硬膜与蛛网膜几乎贴在一起,两层之间的潜在腔隙即硬膜下隙(图5—2)。

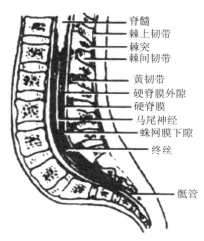

图5—2 腰骶段椎管矢状面横式图

脊髓上端从枕大孔开始,在胚胎期充满整个椎管腔,发育到6个月时,脊髓终止于第1骶椎,新生儿终止于第3腰椎或第4腰椎。在成人一般终止于第2腰椎的上缘或第1腰椎。但个体差异较大,约有10%终止于第2腰椎以下。年龄越小,终止位置越低。脊髓平均长度,男性约为45cm,女性约为42cm,平均重量约30g。

因为脊髓比椎管短,所以,颈髓以下的脊神经根离开脊髓后在椎管内向下斜行才能从相应的椎间孔穿出,这种现象越接近末端越明显。在成人,第2腰椎以下的蛛网膜下隙只有脊神经根,即马尾神经。所以,在腰椎穿刺时多选择第2腰椎以下的间隙,以免损伤脊髓。

供应脊髓的动脉包括脊髓前动脉、脊髓后动脉和根动脉。脊髓前动脉供应脊髓腹侧2/3至3/4区域,其吻合支少而供应脊髓面积相对较大,故最易造成血流障碍引起运动功能损害。

(三)蛛网膜下隙的生理

蛛网膜下隙除脊髓外,还充满着脑脊液(CSF)。脑脊液主要由侧脑室及第三、四脑室的脉络丛分泌。脑室内的脑脊液经正中孔和外侧孔进入小脑延髓池,由此流向蛛网膜下隙,分布在脑及脊髓的表面,马尾神经浸浴在脑脊液中。脑脊液分泌速度较快,在正常脑脊液压力下,每天可生成12mL。如在人工引流的情况下,分泌速度明显加快,如丢失20～30mL脑脊液,在1小时内即可补足。成人脑脊液总量为120～150mL,但在蛛网膜下隙仅占25～30mL。从第2骶椎算起,每升高一个椎体约增加1mL脑脊液。一般达第3腰椎约有5mL,达第6胸椎约有 15mL,而在枕部的膨大部位可达 25mL 左右。

脑脊液压力正常人在侧卧位时为 6.87~16.67kPa(70~170mmH$_2$O),坐位时为 19.61~29.42kPa(200~300mmH$_2$O)。此压力可因静脉压增高而升高,脱水时和老年人压力较低。另外,脑脊液压力也受血中二氧化碳分压及渗透压变化的影响。

脑脊液无色透明,酸碱值接近血浆(7.35),比重 1.003~1.009,男性较女性稍高,糖尿病患者可达 1.010 以上。脑脊液中含葡萄糖 2.5~4.5mmol/L,蛋白质 0.2~0.45g/L,氯化物 120~130mmol/L。含糖量是决定脑脊液比重的重要因素,而氯化物对维持渗透压的平衡有重要意义。

(四)硬膜外隙及骶管的解剖和生理

1. 硬膜外隙解剖　颅腔内硬膜称硬脑膜,仅在静脉窦处分为两层,其他部位两层密切地融合在一起。椎管内的硬膜是硬脑膜的延续,称为硬脊膜。硬脊膜在枕大孔边缘与枕骨骨膜紧密愈着,从枕大孔以下开始分为内、外两层。外层与椎管内壁的骨膜和黄韧带融合在一起,内层形成包裹脊髓的硬脊膜囊,抵止于第 2 骶椎。因此,通常所说的硬脊膜实际是硬脊膜的内层。硬脊膜内、外两层之间即为硬膜外隙,该腔隙在枕大孔处闭合,所以与颅内不直接交通。

硬膜外隙是一环绕硬脊膜囊的潜在腔隙,内有疏松的结缔组织和脂肪组织,并有极为丰富且较粗的静脉丛,纵行排列在两侧,在其中间有较细的静脉丛连结。因静脉丛血管壁菲薄,所以注入硬膜外隙的药液易被迅速吸收。当穿刺或置入硬膜外导管时,有可能损伤静脉丛而出血。因此在操作时要轻柔,有出血倾向的患者更易引起血肿。

硬膜外隙前方较窄,硬脊膜与椎管壁相附着,而后方较宽,其宽度自颈段至腰段逐渐变宽,在颈段约为 1~1.5mm,上胸段为 2.5~3.0mm,下胸段为 4~5mm,腰段为 5~6mm。各段硬脊膜厚度也不同,从颈段至腰段逐渐变薄,如颈段为 2.0~1.5mm,上、下胸段约为 1.0mm,腰段为 0.66~0.33mm。硬膜外隙总容积约为 100mL,其中骶部约占 2530mL。在妊娠末期,硬膜外隙的静脉丛呈怒张状态,硬膜外隙相对变小。硬膜外隙内的结缔组织纤维在中线处交织致密成膜样,似将硬膜外隙左右分隔开,这种现象在颈段及上胸段较为明显,有时使注入的药液扩散偏于一侧。

包绕脊髓的硬脊膜也包绕着脊神经根(鞘膜管),经相应的椎间孔穿出椎管。一般鞘膜管终止于椎间孔内,偶尔有沿神经根出椎间孔数厘米者。在椎间孔的神经鞘膜远比在椎管内的神经鞘膜薄,能被一定浓度的局麻药浸透,而使神经根麻痹(图 5-3)。

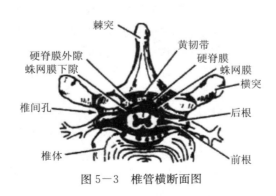

图 5-3　椎管横断面图

2.硬膜外隙的压力　在硬膜外隙穿刺时呈现的负压,并非生理负压,所以,在重新穿刺或出现负压后再继续进针,可出现二次负压现象,出现率可达95.9%。产生负压的因素很多,一般认为在极度前屈体位时,使硬膜外隙增大而产生负压;也可能是穿刺针进入硬膜外隙后,针尖将硬脊膜推向前方,使间隙增大而产生负压现象。由于胸段硬膜外隙狭窄,穿刺时针尖推动硬脊膜的机会较多,所以胸段负压发生率可高达90%以上,而腰段硬膜外隙较宽,针尖接触的机会较少,故负压现象发生率不到50%。骶管穿刺时,穿刺针与硬脊膜无接触机会,很少有负压现象。

最近还认为行硬膜外穿刺时,针尖迫使黄韧带凹陷,硬膜外间隙中的物质被排挤至压力低的部分,当刺破黄韧带出现落空感时,黄韧带弹性回缩,即可出现负压现象。

另外,胸膜腔内负压,可能通过椎间孔或椎旁静脉系统传导产生负压,但所测得硬膜外隙的负压有时大于正常胸膜腔负压,所以很难说是由胸膜腔传来,但在临床实践中确实观察到用水柱测硬膜外隙的负压时,可随呼吸运动时呈现波动现象。

在临床中可以观察到年轻人因前屈位幅度大,呼吸功能良好,所以硬膜外隙负压现象明显。而老年人因韧带硬化等因素,脊柱前屈受限或呼吸功能不良,如肺气肿、哮喘等患者胸腔内负压很小甚至消失,所以,硬膜外隙产生负压现象几率少且不明显。

在胸腰段,硬膜外隙负压亦不同,在前屈位时,下腰段硬膜外隙负压约为$-0.049kPa$($-0.5cmH_2O$),上腰段约为$-0.098kPa$($-1.0cmH_2O$),而胸段为$-0.294kPa \sim -0.098kPa$($-3.0 \sim -1.0cmH_2O$),平均约为$-0.196kPa$($-2.0cmH_2O$)。

3.骶管解剖　骶管呈长二角形,从第2骶椎开始向下逐渐变窄小。从骶裂孔至硬脊膜囊长度在成人约为47mm。但因骶裂孔个体差异较大,骶管长度有所不同,约有47%的病例骶裂孔在第4骶椎以上,甚至在第3骶椎。所以骶管长度明显短于47mm,在骶管穿刺时应注意,勿超过髂后上棘连线(图5-4),以免刺破硬脊膜囊进入蛛网膜下隙。骶裂孔是骶管麻醉时的穿刺部位,正常人该裂孔呈"V"或"U"形,女性有1%无骶裂孔,是临床上骶管麻醉穿刺失败的主要原因之一。骶管腔内也含有疏松的结缔组织、脂肪组织及丰富的静脉丛,其容积占整个硬膜外隙的25%~30%。

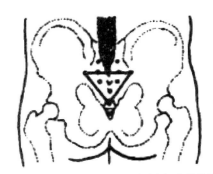

图5-4　骶管穿刺的三角区与硬脊膜囊的关系

（五）脊神经根及体表分布

脊神经根分为前根和后根。前根是从脊髓前角发出，由运动神经纤维和交感神经传出纤维所组成；后根是脊髓后角发出，由感觉神经纤维和交感神经传入纤维所组成。在蛛网膜下隙的神经根是裸露的，而在硬膜外隙的神经根是由硬脊膜包裹着，因此，局麻药在不同腔内神经根的渗透性不同，前者渗透较后者容易。

按神经根发出的脊髓节段不同，而称为颈段、胸段、腰段和骶段。T_6 以上又称上胸段，T_8 以下称下胸段。骶段在脊椎麻醉时，称"鞍区"麻醉；而在硬膜外麻醉时，又称骶管麻醉。各神经节段在体表的分布结合体表的解剖标志，将躯干部皮肤的脊神经支配区依其上界做如下记述，以便记忆：甲状软骨部皮肤是 C_2 神经支配；胸骨柄上缘是 T_2 神经支配；两侧乳头连线是 T_4 神经支配；剑突下是 T_5 神经支配；季肋部肋缘是 T_8 神经支配；平脐是 T_{10} 神经支配；耻骨联合部是 T_{12} 神经支配；大腿前面是 $L_{1\sim3}$ 神经支配；小腿前面和足背是 $L_{4\sim5}$ 神经支配；足底、小腿及大腿后面、骶部及会阴部是骶神经分布；上肢是 $C_5 \sim T_1$ 神经分布（图 5—5）。

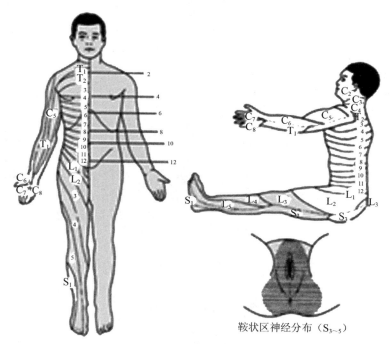

鞍状区神经分布（$S_{3\sim5}$）

图 5—5　脊神经在体表的节段分布

C＝颈；T＝胸；L＝腰；S＝骶

二、脊椎及硬膜外麻醉生理

（一）药物作用部位

注入蛛网膜下隙内的局麻药，选择性地直接作用于裸露的脊神经前根和后根，或直接作用于脊髓。前根阻滞后可阻滞运动神经（肌肉松弛）和交感神经传出纤维（血管扩张，肠蠕动亢进和心率减慢);后根阻滞后可阻滞感觉神经(感觉消失)及交感神经传入纤维。注入硬膜外隙的局麻药大部分被吸收入血管内,少部分停留在腔内的脂肪组织,仅有部分局麻药达到脊神经或脊神经根靶神经纤维,并且主要是作用于椎间孔处由鞘膜管包裹的神经根,少部分通过硬脊膜直接作用于脊髓。注入蛛网膜下隙的药液容易被脑脊液所稀释,而在硬膜外隙的药液不会被稀释,所以,应用局麻药浓度脊椎麻醉较硬膜外麻醉为高。在其他条件相同的情况下,脊椎麻醉的阻滞范围主要取决于用药的剂量及体位,而硬膜外麻醉的阻滞范围主要取决于用药容量的大小。

(二)不同神经纤维阻滞的顺序

临床上所用局麻药浓度虽然对脊髓神经前根和后根都能产生有效的阻滞作用,即对感觉和运动神经纤维都能产生麻醉作用,但是由于各种神经纤维粗细不等和功能不同,在用同一种浓度的局麻药时,对各种不同神经纤维阻滞作用的发生速度及作用强度不同。其阻滞顺序依次为交感神经、冷觉、温觉、温度识别觉、钝痛感觉、锐痛感觉、触觉、运动(肌肉松弛)、压力觉(减弱)、本体感觉和肌肉、肌腱、关节感觉。值得强调的是,运动神经不但阻滞较晚,持续时间较短,而且阻滞范围要比感觉神经低或窄 1～4 个节段;而交感神经阻滞范围要比感觉神经高或宽 2～4 个节段。因此,脊椎及硬膜外麻醉范围越广,血压下降越明显。所以用"刺痛"试验并不能完全说明阻滞的准确范围。临床上所指的麻醉平面一般是指痛觉消失的平面。

(三)脊椎及硬膜外麻醉对机体的影响

1.对呼吸的影响　即使是上胸段脊椎麻醉对吸气功能也无明显影响,因吸气肌主要是膈肌,而膈神经支配区域多不被阻滞,事实上,由于腹肌麻痹,可减轻膈肌运动时所必须克服腹腔脏器向上的压力,而有利于膈肌的收缩,因此无吸气性困难。但是,患者的呼气功能降低,且与阻滞平面呈正相关关系。可使最大呼出压和呼出气流量明显降低,这主要是因肋间神经和腹肌麻痹,肺活量减低,表现为不能大声讲话和有效咳嗽。因此,在理论上,患有慢性阻塞性肺疾患不宜选用高平面脊椎麻醉技术,但临床中这类患者施行中平面阻滞仍可很好耐受,现已经证实脊椎麻醉对每分钟通气量、死腔量、肺泡-动脉氧和二氧化碳分压差、肺内分流量及动脉氧和二氧化碳分压等气体交换功能也无明显影响。然而,在高平面脊椎麻醉时发生的呼吸抑制甚至呼吸骤停,主要是因严重低血压导致脑干缺血所致,并非是对呼吸调节中枢的直接作用。偶尔产生呼吸困难,是由于胸、腹壁的传入冲动减少而抑制呼吸驱动力,因此,有时可出现鼻翼翕动及发绀。硬膜外麻醉,即使有明显呼吸系统疾病也很少引起呼吸抑制,除非高浓度大剂量局麻药扩散至 C_3、C_4、C_5 脊神经,使之阻滞才能发生。在颈段硬膜外阻滞时,肺功能残气量可降低,无呼吸系统疾病者并不明显影响每分通气量和气体交换功能,但对慢性阻塞性肺疾患呼吸储备下降的患者,临床应慎重选用。在麻醉中如辅佐阿片类镇痛药或苯二氮䓬类镇静药时,仍可引起较明显的呼吸抑制。脊椎及硬膜外麻醉不影响单肺通气时的肺氧合和缺氧性肺血管收缩。脊椎及硬膜外麻醉不引起支气管收缩,而且硬膜外麻醉时局麻药中添加肾上腺素会引起支气管扩张,故脊椎及硬膜外麻醉可以安全地用于哮喘的患者。另外,由于高平面麻醉,肌肉、肌腱及关节感觉或位置觉丧失,进而会发生"限界性呼吸困难"。

2.对循环的影响　血压降低和心率减慢是脊椎及硬膜外麻醉最常见的生理效应。椎管内阻滞中发生渐进性低血压和心动过缓的机制为:

（1）交感神经阻滞引起体循环血管阻力及心排血量下降，从而引起低血压和心动过缓。

（2）T_4 以上高平面麻醉阻滞了心脏加速神经纤维（发自 $T_{1\sim4}$ 水平），进一步加重了血流动力学的变化。

（3）局麻药及所添加的血管活性药的作用。局麻药入血引起心肌负性肌力作用，所添加的肾上腺素的兴奋作用，可乐定的 β_2 兴奋作用、去甲肾上腺素释放的突触前抑制和直接的副交感活性等机制，均可进一步加重血流动力学的变化。脊椎及硬膜外麻醉中突发的血压下降［如 5min 内血压下降 4kPa（30mmHg）或基础血压的 30%］和突发的心动过缓，具有不同于渐进性低血压和心动过缓的发生机制：脊椎及硬膜外麻醉引起的血液再分布、心室充盈不足和心肌收缩力增强，兴奋心室壁机械感受器，通过 Bezold Jarisch 反射等机制引起副交感神经活动增强及交感神经活动减弱，从而引起低血压和心动过缓。脊椎及硬膜外麻醉均有不同程度的心排血量下降。低平面或低位阻滞麻醉时可下降 16%，而高平面或高位阻滞麻醉时可下降 31%，主要是因心率减慢、周围血管扩张及回心血量减少所致，另外心每搏量亦可下降 5% 左右。由于动脉血压下降，左室做功也相应降低，肺动脉压也随着降低 15%～35%。如果阻滞平面在 T_5 以下，循环功能可借上半身未阻滞区血管收缩来代偿，血压下降幅度可在 20% 以下，如阻滞平面超过 T_5 平面以上时，动脉血压可下降 20%～40%，右房压可下降 30%～50% 以上。因外周血管扩张，血液常有淤滞现象，循环时间可延长 2 倍以上。阻滞区血管扩张以后还可导致直立性低血压，因此，当患者头高位时，流向下半身的血液量明显增多，回心血量减少，容易引起血压进一步下降。椎管内阻滞麻醉，多使上肢血流减少，下肢血流增加，对防止手术后下肢深部静脉炎有重要作用。

3. 对体温调节的影响　脊椎及硬膜外麻醉可引起中心体温下降，其机制为：交感神经阻滞引起外周血管扩张，一方面增加机体热量的丢失，另一方面使机体热量由中心向外周再分布，该作用在麻醉后 30～60min 达高峰，可使中心体温下降 1～2℃。年龄越大，阻滞平面越广，则体温下降幅度越大。另外，超出体表温度实际上升程度的主观温暖感觉，降低了寒战和血管收缩的温度阈值，使机体温度调节机制减弱，进一步加重了中心体温的下降。

4. 对其他系统的影响　脊椎及硬膜外麻醉中常发生恶心、呕吐，其发生诱因：

（1）血压骤降造成脑供血骤减，兴奋呕吐中枢。

（2）迷走神经功能亢进，胃肠蠕动增强。

（3）手术牵拉内脏。在脊椎麻醉时常因膀胱内括约肌收缩及膀胱逼尿肌松弛，使膀胱排尿功能受抑制，常有尿潴留现象。肝脏、胰腺及肾脏内血流速度可明显减慢，但对这些脏器的功能无明显影响。硬膜外阻滞时胃黏膜内 pH 升高，术后持续应用硬膜外阻滞对胃黏膜有保护作用。当血压下降并维持一段时间后，则血氧饱和度低下，如使血压恢复，通常在 5min 以后才能使血氧饱和度缓慢回升。

第二节　蛛网膜下腔阻滞麻醉

一、概述

蛛网膜下隙阻滞系把局麻药注入蛛网膜下隙，使脊神经根及脊髓表面部分产生不同程度的阻滞,简称脊麻,脊麻已有近百年历史,只要病例选择得当,用药合理,操作准确,脊麻不失为一简单易行、行之有效的麻醉方法,对于下肢及下腹部手术尤为可取。

二、蛛网膜下隙阻滞作用

局麻药注入蛛网膜下隙作用于脊髓和脊神经前后根,产生阻滞作用,是脊麻的直接作用;脊麻时发生了自主神经麻痹,它所产生的生理影响,是脊麻的间接作用,分别叙述如下:

1. 直接作用　脊神经后根需局麻药浓度要高于前根,脊神经根内无髓鞘的感觉神经纤维和交感神经纤维对局麻药特别敏感,相反有髓鞘的运动神经纤维敏感性就较差,所以低浓度局麻药只能阻滞感觉冲动的传导,而只有高浓度局麻药才能阻滞运动神经纤维。

局麻药作用脊髓的途径是:①脑脊液中局麻药透过软膜直达脊髓,这种扩散是由于脑脊液—软膜—脊髓之间存在药物浓度梯度。②局麻药沿 Virchow—Robin 间隙穿过软膜到达脊髓的深部。③被阻滞的顺序:自主神经→感觉神经→运动神经→本体感觉纤维。消退顺序则相反。④阻滞平面之间差别:一般交感神经与感觉神经阻滞平面不相同,交感神经阻滞平面比感觉神经阻滞平面高 2~4 个神经节段,而运动神经阻滞平面又比感觉神经阻滞平面低 1~4 个节段。⑤局麻药不同浓度,可阻滞不同神经纤维。如普鲁卡因浓度 0.2mg/mL 时,血管舒缩纤维被阻滞;达到 0.3~0.5mg/mL,感觉纤维被阻滞;达到 0.5~0.75mg/mL,运动纤维被阻滞(脑脊液内药物浓度)。

2. 间接作用

(1)对循环的影响。对循环影响主要取决于交感神经纤维被阻滞平面高低,被阻滞平面越高,对循环影响就越大,相反被阻滞平面较低,对循环影响就较少。

(2)对呼吸的影响。脊麻对呼吸影响相对于循环影响较小,它对呼吸影响也主要取决于麻醉平面高低,平面越高影响就越大,当阻滞平面达颈部时,由于膈神经阻滞,发生呼吸停止。当麻醉平面高达使肋间肌麻痹,就可引起通气不足,而致缺氧和 CO_2 蓄积,低位脊麻对呼吸影响很小。

(3)对胃肠道影响。系交感神经节前纤维被阻滞结果,交感神经功能消失,而迷走神经功能占主导地位,所以患者胃肠蠕动增强,胃液分泌增多,胆汁反流,肠收缩增强,所以术中、术后脊麻患者可发生恶心、咽吐、肠痉挛。

(4)对肾及膀胱的影响。由于肾血管阻力不受交感神经调节,所以脊麻对肾的影响是间接的,当血压降至 10.6kPa(80mmHg)时,肾血流量和肾小球滤过率均下降,当平均动脉压低于 4.7kPa(35mmHg)时,肾小球滤过终止。膀胱受副交感神经调节,因此,当脊麻时副交感神经被阻滞,膀胱平滑肌松弛,患者发生尿潴留。

三、蛛网膜下隙阻滞穿刺技术

(一)脊麻穿刺时一般取侧卧位

应用重比重溶液时,手术侧向下;应用轻比重溶液时,手术侧向上;鞍区麻醉均采取坐位。

(二)常规消毒

铺巾后选择 $L_{3~4}$ 棘突间隙为穿刺点,理由是因为脊髓到此处已形成终丝,穿刺时没有损伤脊髓的顾虑，$L_{4\sim5}$间隙也可以。

（三）穿刺方法

分直入法和侧入法2种。

1.直入法　穿刺点用0.5%～1%普鲁卡因或0.5%利多卡因做皮内、皮下、棘上、棘间韧带逐层浸润麻醉后，固定穿刺点皮肤，应用26G穿刺针（或25G），在棘突间隙中点刺入，针与患者背部垂直，并且针的方向应保持水平，针尖略向头侧，缓慢进针，仔细体会各解剖层通过的变化。当针尖刺破黄韧带时，有阻力突然消失的"落空"感觉，针继续推进时可有第2次"落空"感，此时提示针已穿破硬脊膜和蛛网膜，进入蛛网膜下隙。

2.旁正中穿刺法　定点在间隙中点旁开1.5cm处穿刺，麻醉同上，穿刺针向中线倾斜，与皮肤成75°对准棘突间孔方向进针。本穿刺法不经过棘上和棘间韧带层次，经黄韧带和硬脊膜刺入蛛网膜下隙。此法适用于老年人脊椎畸形、因肥胖间隙摸不清的患者，直入法未成功时，可改用本法。针尖进入蛛网膜下隙拔出针芯，即有脑脊液流出，如未流出脑脊液则应考虑患者颅内压过低所致，可试用压迫颈静脉或让患者屏气、咳嗽等迫使颅内压增高措施，以促使脑脊液流出。考虑针头斜口被阻塞，可旋转针干180°～360°并用注射器缓慢抽吸，仍无脑脊液流出，应重新穿刺。

（四）注药

当穿刺成功后将盛有局麻药的注射器与穿刺针紧密衔接，用左手固定穿刺针，右手持注射器轻轻回抽见有脑脊液回流再开始以10～30s注射速度注完药物。一般注完药后5min内即有麻醉现象。注完药5min后患者取平卧位，根据手术所需麻醉平面给予调整。

1.穿刺部位　脊柱有四个生理曲度（图5-6），仰卧时，L_3最高，T_6最低。如果经$L_{2\sim3}$间隙穿刺注药，患者平卧后，药液将沿着脊柱的坡度向胸段移动，使麻醉平面偏高。如果在$L_{3\sim4}$或$L_{4\sim5}$间隙穿刺注药，患者仰卧后，药液大部分向骶部扩散，使麻醉平面偏低。

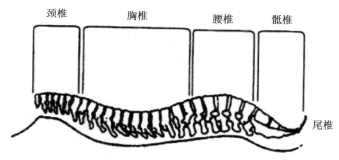

图5-6　脊柱的四个生理曲度

注意胸凹部最低点在$T_{6\sim7}$，腰凸部最高点在L_3

2.患者体位和麻药比重　这是调节麻醉平面的2个重要因素，重比重药液向低处流动，轻比重药液向高处流动。注药后5～10min内，调节好患者体位，以获得手术所需麻醉平面，因为超过此限，局麻药液和脊神经结合后，体位调整就会无效。如果平面太高造成对患者的影响也是严重的。

3.注射药物速度　一般而言,注射速度愈快,阻滞平面愈广。相反注射速度愈慢,药物愈集中,麻醉范围愈小。临床上常以 1mL/5s 药液为适宜,鞍区给药 1mL/30s 以便药物集中于骶部。麻醉平面调节应结合多因素而不是单因素,把麻醉调节好。

四、麻醉中管理

1.若是血管扩张致血压下降,应用麻黄碱 15～30mg 静脉注射,同时加快输液速度以恢复正常,如仍反应不良,可应用 5～10mg 间羟胺静脉滴注,或应用多巴胺 4～10μg/(min·kg),微泵输注,直至血压恢复正常为止。

2.若是血容量不足病例,应快速加压输注血浆代用品 300～500mL,同时应用麻黄素 10～20mg 静脉注射,尽快使血压回升至正常。

3.如系心功能代偿不佳所致低血压,注意输液速度,应用西地兰 0.2～0.4mg＋5％葡萄糖 20mL 静脉注射;或应用多巴胺 5～6μg/(min·kg)微泵静脉输注。对心率减慢者应用阿托品 0.3～0.5mg 静脉注射,以降低迷走神经张力。

五、适应证和禁忌证

(一)适应证

1.下腹及盆腔手术　如阑尾切除术、疝修补术、膀胱手术、子宫附件手术等。

2.肛门及会阴手术　如痔切除术、肛瘘切除术等。

3.下肢手术　如骨折复位、内固定、截肢等。

(二)禁忌证

1.中枢神经系统疾病,特别是脊髓或脊神经根病变,麻醉后有可能长期麻痹,应列为绝对禁忌。对于脊髓的慢性病变或退行性病变,如脊髓前角灰白质炎,也列为禁忌,颅内高压患者禁忌。

2.全身严重感染,穿刺部位有炎症或感染者,穿刺时都可能使致病菌带入蛛网膜下隙,故应禁忌。

3.严重高血压、心功能不全患者。高血压心脏代偿功能良好,并非绝对禁忌。高血压合并冠心病,则禁用脊麻。收缩压超过 21.28kPa(160mmHg)和(或)舒张压超过 14.63kPa(110mmHg),一般慎用或不用脊麻。

4.休克、血容量不足患者禁用脊麻。

5.慢性贫血,应用低平面脊麻可以,禁用中、高位脊麻。

6.有凝血机制障碍或接受抗凝治疗者。

7.脊椎外伤、脊椎畸形或病变。

8.精神病,不能合作的小儿等患者(小儿应用基础麻醉后可慎用)。

9.老年人血管硬化并合并心血管疾病,循环储备功能差,不易耐受血压波动,只能适合低位脊麻,禁用中高位脊麻。

10.腹内压明显增高病例,如腹腔巨大肿瘤、大量腹水或中期以上妊娠,脊麻的阻滞平面

117

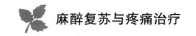

难以控制,并易引起循环较大变化,应禁用。

六、蛛网膜下隙阻滞常用局部麻醉药

（一）普鲁卡因

因用于蛛网膜下隙阻滞的普鲁卡因,为纯度高的白色晶体,麻醉临床应用时,开瓶用脑脊液溶解,溶解后为无色透明液。常用浓度为5％,最高不宜超过6％,最低有效浓度为2.5％。成年人常用剂量为100～150mg,极量为200mg,鞍区麻醉为50～100mg,小儿可按年龄和脊柱长度酌减。麻醉起效时间为1～5min,因此麻醉平面调节必须在5min内完成,否则阻滞平面已固定,再调整无效。维持时间仅45～90min。配制方法:普鲁卡因150mg溶解于5％葡萄糖液或脑脊液2.7mL中,再加0.1％肾上腺素0.3mL,配成5％重比重溶液。

（二）丁卡因

丁卡因是脊麻常用药物之一,常用浓度为0.33％,最低有效浓度为0.1％。常用配制与配方:1％丁卡因1mL、10％葡萄糖1mL、3％麻黄碱1mL,配成1∶1∶1溶液,为丁卡因重比重液的配方,使用安全有效。常用剂量为10～15mg,最高剂量为20mg。此配方起效时间为5～10min,维持时间2～3h。注意所用的注射器与穿刺针不宜和碱性物质接触或附着,以免减弱药物麻醉作用。

（三）利多卡因

应用于脊麻,它的常用浓度为2％～3％。常用量为100mg,极量为120mg(为成人量)。药物(2％～3％)加入5％或10％葡萄糖0.5mL即为配成重比重液。它的起效时间为1～3min,麻醉维持时间为75～150min。利多卡因在脊麻中使用的缺点是容易弥散,致麻醉平面不易控制。

（四）布比卡因

应用于脊麻,常用浓度为0.5％～0.75％,常用量为8～12mg,最多不超过20mg,配方:0.75％布比卡因1.5～2mL,10％葡萄糖1～1.5mL配成重比重液,超效时间5～100min,维持2～2.5h。

（五）罗哌卡因

用法同布比卡因,更安全。

七、蛛网膜下隙阻滞并发症及其处理

（一）头痛

常见并发症之一。典型头痛可在穿刺后6～12h内发生,多数发病于脊麻后1～3天,术后2～3天最剧烈,多在5～12天消失,极个别病例可延至1～5个月或更长,脊麻后头痛发生率一般为3％～30％,发病机制由于脑脊液不断丢失使脑脊液压力降低所致。

1.常用预防办法

(1)局麻药采用高压蒸气灭菌。

(2)严格注意无菌问题。

（3）穿刺针宜细，选用 26G 最佳。

（4）切忌暗示脊麻后头痛发生的可能性。

（5）手术当日输液量大于 2500mL，术中及时纠正低血压。

2. 处理

（1）轻微头痛：卧床 2～3 天，口服去痛片，多能在第 4 天完全恢复。

（2）中度头痛：患者平卧头低位，每日输液 2500～4000mL，并用镇静药、索米痛片（去痛片）、针刺镇痛，效果不佳时可应用小剂量镇痛药，如哌替啶 50mg 肌内注射，或应用其他治疗头痛药物。

（3）严重者除上述方法外，可采用硬膜外腔充填血疗法，即先抽取自体血 10mL，在 10s 内应用硬膜外穿刺针注入硬膜外间隙，注完后患者平卧 1h，有效率可达 97.5%。如果一次注血疗法后，头痛未完全消除，可行第二次注血，其成功率可达 99%。或应用右旋糖酐 30～70mL，或 5% 葡萄糖或生理盐水 30～40mL 行硬膜外腔注射，以增加脑脊液生成，治疗头痛。

（二）尿潴留

尿潴留一般在术后 1～2 天恢复。如潴留时间过长可针刺三阴交、阴陵泉等穴位治疗，或行导尿。

（三）脑神经麻痹

极少发生，多以外展神经多见，术后 2～21 天后开始有脑膜刺激症状，继而出现复视和斜视，原因与脊麻后头痛机制相似，为脑脊液从硬膜外穿刺孔溢出，脑脊液量减少，降低了脑脊液对脑组织的"衬垫"作用，使外展神经在颞骨岩部受牵拉所致。一旦发生则对症治疗。50% 以上患者可在 1 个月内恢复，极个别病例可持续 1～2 年。

（四）假性脑脊膜炎

假性脑脊膜炎也称为无菌性或化学性脑脊膜炎，据报道发生率为 1:2000，多在脊麻后 3～4 天发病，发病很急，临床症状为头痛及颈项强直，克尼格征阳性，并有时发生复视和呕吐。治疗方法同头痛，但必须加用抗生素治疗。

（五）脊髓炎

此种炎性反应并非由细菌感染所致，而是局麻药对含髓磷脂组织的影响，症状为感觉丧失和松弛性麻痹，可自行恢复，也可发展成残废，无特殊疗法，只能对症处理，可试用针灸和理疗等治疗方法。

（六）粘连性蛛网膜炎

此类反应主要与脊麻过程中带入具有刺激性异物及化学品、高渗葡萄糖、用错药物、蛛网膜下隙出血有关。此类反应为渗出性变化，继而出现增生及纤维化改变。它的症状开始是疼痛和感觉异常，然后出现运动无力，发展到完全松弛性瘫痪。处理：对症治疗，应用大剂量 B 族维生素、大剂量激素，配合理疗、针灸等疗法。

（七）马尾神经综合征

发生原因与粘连性蛛网膜炎相同。症状是下肢感觉和运动功能长时间不能恢复，表现为感觉丧失及松弛性麻痹症状可自行消失，但恢复过程很慢，治疗同蛛网膜炎。

参考文献

[1]曹江北,时文珠,张昌盛,米卫东,张宏.诱导前泵注右美托咪定对颅内肿瘤切除术患者血氧饱和度的影响[J].临床麻醉学杂志,2013(08):774－776.

[2]戴体俊,刘功俭.麻醉学基础[M].上海:第二军医大学出版社,2013.

[3]张昱昊,段光友,张咸伟,郭珊娜,英英,黄鹏浩.右美托咪定对妇科手术麻醉诱导期舒芬太尼镇痛和镇静效果的影响[J].临床麻醉学杂志,2015(02):117－120.

[4]黄安宁,陈娜,刘丽萍,丁莉莉,孙永峰,马晓冉.右美托咪定用于电生理监测下颞叶癫痫病灶切除手术的临床观察[J].临床麻醉学杂志,2014(12):1237－1238.

[5]边步荣.急症麻醉学[M].长春:吉林大学出版社,2013.

[6]高万露,汪小海.全麻手术患者围术期下肢有创血压与无创血压的相关性分析[J].临床麻醉学杂志,2015(02):164－166.

[7]武毅彬,朱毅,金星.舒芬太尼复合依托咪酯麻醉诱导的适宜剂量[J].临床麻醉学杂志,2011(11):1122－1123.

[8]刘佩蓉,刁枢,师小伟,曹晓琼.帕瑞昔布钠术前用药对胃肠道肿瘤术后镇痛效果和细胞因子的影响[J].临床麻醉学杂志,2013(07):669－671.

[9]冯艺.麻醉基本操作分册[M].北京:北京大学医学出版社,2011.

[10]杨百武,张庆,杜京承,高尚龙,赵开雷.右美托咪定对全麻子宫切除术中血流动力学及应激反应的影响[J].临床麻醉学杂志,2015(01):26－28.

[11]樊友凌,徐世元,彭惠华,黄芳,江伟航.静脉预注右美托咪定对罗哌卡因蛛网膜下腔阻滞效应的影响[J].临床麻醉学杂志,2014(11):1081－1083.

[12]徐晓义,褚国强,季永.腰－硬联合阻滞腰麻后硬膜外镇痛时机对分娩镇痛的影响[J].临床麻醉学杂志,2015(02):154－157.

[13]李李,常业恬.临床麻醉常见问题与对策[M].北京:军事医学科学出版社,2009.

[14]解成兰,王灿琴,钱燕宁,潘寅兵.胸部硬膜外麻醉复合吸入麻醉对腹部手术患者应激性高血糖的影响[J].临床麻醉学杂志,2014(12):1208－1210.

[15]姚尚龙.临床麻醉基本技术[M].北京:人民卫生出版社,2011.

[16]蒋宇智,孙杰,曹小飞,魏国华,丁正年.麻醉手术期间影响脉搏波传导时间的相关因素[J].临床麻醉学杂志,2014(07):682－685.

[17]王世泉.麻醉意外[M].北京:人民卫生出版社,2010.

[18]王瑜,蒋蓉,邓佳,苏文杰,徐广民.右美托咪定联合帕瑞昔布钠预防瑞芬太尼麻醉后痛觉过敏[J].临床麻醉学杂志,2014(12):1152－1155.

[19]张欢.临床麻醉病例精粹[M].北京:北京大学医学出版社,2012.

[20]孟馥芬,维拉,宣斐,刘瑛.右美托咪定在颅脑肿瘤手术中的应用[J].临床麻醉学杂志,2014(11):1104－1106.

[21]贺亮,徐军美.推注速度对罗哌卡因复合舒芬太尼蛛网膜下腔麻醉效果的影响[J].临床麻醉学杂志,2012(05):439－441.

[22]陈志扬.临床麻醉难点解析[M].北京:人民卫生出版社,2010.

[23]栾海星,张天伟,于忠元,刘风.瑞芬太尼在七氟醚快诱导无肌松气管插管期间防止高血压反应的最佳效应室浓度[J].临床麻醉学杂志,2012(10):972－974.

[24]张留福,米卫东,张艳峰.乳腺手术患者胸椎旁神经阻滞与全身麻醉效果比较的Meta分析[J].临床麻醉学杂志,2014(12):1214－1217.